AṢṬĀṄGA YOGA ANUṢṬHĀNA

TRADUCIDO AL ESPAÑOL POR
ANTONELLA ACCINELLI

KPJAYI MYSORE

PROGRAMA DE EDUCACION DEL KPJAYI YOGA (REG.)

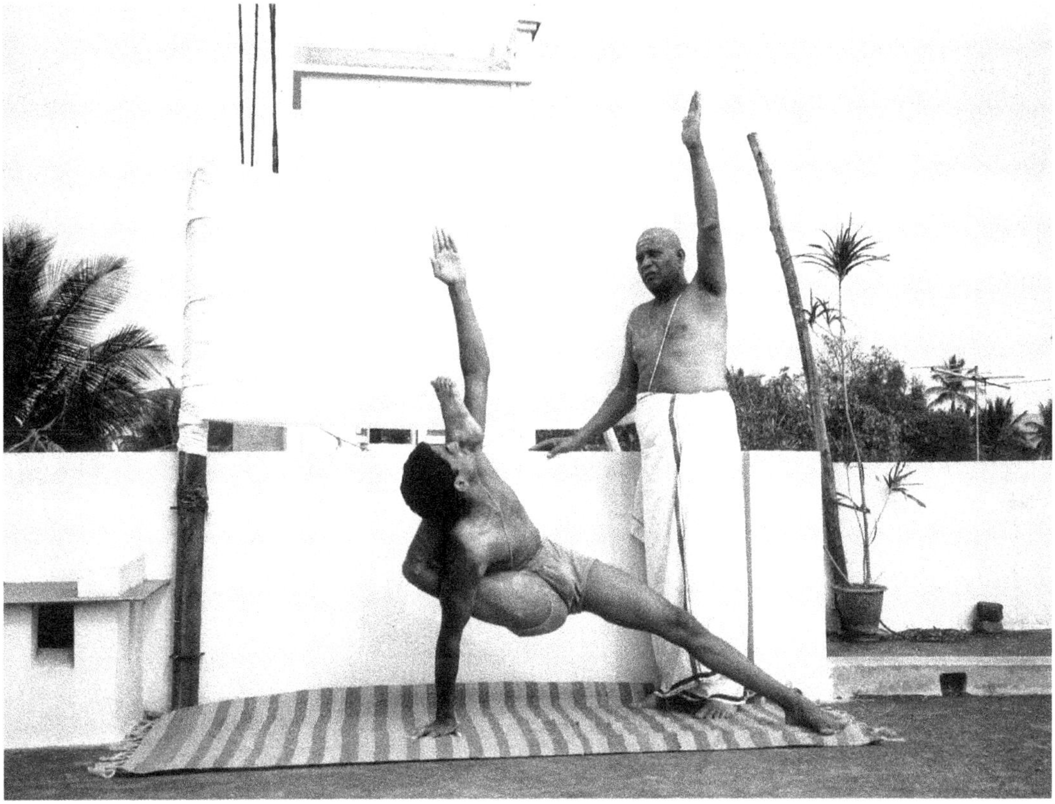

Este libro y sus enseñanzas están dedicados a Shri K. Pattabhi Jois, *Guruji*.

Sin él, nada de esto sería posible. *Guruji* sacrificó tanto para estudiar y luego compartir esta práctica con todos nosotros. Dejó su hogar en un pequeño pueblo para dedicarse completamente a sus estudios. Muchos años de trabajo duro pasaron antes de que *Guruji* fuera reconocido en todo el mundo. Ahora sus enseñanzas atraviesan continentes y más alumnos acceden año tras año a esta práctica maravillosa.

Guruji estaba comprometido a transmitir la práctica tal como la había aprendido de su maestro, *Krsnamacarya*. Pasó años aprendiendo todo lo que pudo de *Krsnamacarya* y cuando llegó el momento de empezar a enseñar, *Guruji* lo hizo siguiendo las instrucciones de su maestro. Esto es *parampāra*, que significa una sucesión ininterrumpida, una transmisión directa y continua de conocimiento de un maestro a su alumno.

Todos los que se dedican a esta tradición y enseñan dentro de este *parampāra* le deben mucho a *Guruji*. Dedicarse a este linaje de *Guruji* es entrar a un antiguo río de enseñanzas que fluye hasta un océano de sabiduría.

Le dedico este libro con amor, en su memoria.

oṁ śri gurubhyo namaḥ

CONTENIDO

Nota sobre esta traducción

A petición de mis alumnos, este libro en español se ha realizado con mi bendición para que alumnos hispanohablantes tengan un recurso en su propio idioma. No he revisado ni he hecho revisar esta traducción. No es, por lo tanto, una traducción definitiva o la ultíma autoridad. Sólo la edición original en inglés es la versión oficial y debe ser considerada y consultada como tal, especialmente si existe alguna ambigüedad o duda. Sujeto a lo anterior, espero que encuentren este recurso útil para su práctica y sus estudios.

R. Sharath Jois, *ParamaGuru*

Del traductor

Hemos realizado esta traducción con la bendición de nuestro maestro R. Sharath Jois, *ParamaGuru*. No obstante, reconocemos que no es una traducción definitiva y, por lo tanto, no puede considerarse necesariamente como una reflexión exacta ni de las palabras ni de los matices del texto original en inglés. Nos disculpamos de antemano por cualquier error o ambigüedad, los cuales serían exclusivamente nuestra responsabilidad.

Antonella Accinelli, Profesora Autorizada Nivel 2 por el KPJAYI

AṢṬĀṄGA YOGA: LAS OCHO RAMAS

INTRODUCCIÓN

Aṣṭa significa ocho, ***āṅga*** es una rama.
Las ***Yoga Sūtras de Patañjali*** describen ocho ramas de yoga:

yama
niyama
āsana
prāṇāyāma
pratyāhāra
dhāraṇā
dhyāna
samādhi

Practicar ***Aṣṭāṅga*** yoga significa practicar todas de las ocho ramas. Es importante entender todas y cada una de las ramas porque están interconectadas y nos llevan a la rama final llamada ***samādhi***, la realización de la conciencia superior.

yogāngānuṣṭhānādaśuddhikṣaye jñānadīptirāvivekakhyāteḥ
Yoga Sūtra 2.28

Mediante la práctica de todas las ocho ramas de ***Aṣṭāṅga*** yoga, las impurezas del cuerpo y la mente serán destruidas. Estas impurezas son obstáculos que impiden que realicemos la verdadera naturaleza del alma.

Una vez que estos obstáculos se eliminen mediante la práctica de las ocho ramas de yoga, la verdadera sabiduría, o ***jñana***, se entenderá y brillara. Sólo entonces seremos capaces de distinguir entre lo que es verdadero y lo que no lo es.

yamaniyamāsanaprāṇāyāmapratyāhāradhāraṅādhyānasmādhayo'ṣṭāvaṅgāni
YS 2.29

Los primeros pasos deberían ser la práctica de las cuatro ramas externas: ***yama, niyama, āsana*** y ***prāṇāyāma***. Estas observancias y prácticas nos ayudarán a mantenernos lejos de las distracciones del mundo externo y a darnos una base sólida sobre la cual podamos desarrollar nuestra práctica de yoga. Esta práctica inicialmente está compuesta de las diversas formas en las que nos comportamos en el mundo a través de ***yama*** y ***niyama***, el control del cuerpo a través de ***āsana***, y el control de la respiración a través de ***prāṇāyāma***.

I. YAMA

Hay cinco ***yama***. Son las observancias y comportamientos que regulan cómo nos relacionamos con los demás.

ahiṁsā
satya
asteya
brahmacarya
aparigrahā

ahiṁsāsatyāsteyabrahmacaryāparigrahā yamāḥ YS 2.30

No violencia, veracidad, no robar, celibato, y no codiciar son las cinco observancias.

1. AHIṀSĀ: NO VIOLENCIA

Ahiṁsā significa no ser violento en palabra, pensamiento o acción. Significa que no deberíamos causar dolor a otros seres vivos, incluyendo animales, insectos y plantas. Si establecemos la no violencia en nuestra vida diaria, el conflicto se acabará. Tenemos un dicho en canarés, mi idioma natal: "se necesitan dos manos para aplaudir y hacer sonido." Con sólo una mano no se produce ningún sonido. Por lo tanto, si no reaccionas cuando alguien tiene un conflicto contigo, el conflicto acabará: no hay aplauso, no hay sonido.

ahiṁsāpratiṣṭhāyāṁ tat sannidhau vairatyāgaḥ YS 2.35

Al establecerse en la no violencia, el prójimo deja de ser hostil.

2. SATYA: VERACIDAD

Satya significa ser honesto con los demás en palabra y acción, no decir mentiras y seguir un camino verdadero y honrado. ***Satya*** tiene varios aspectos que deberíamos seguir, como se transmite en el ***Manusmṛiti*** 4.138:

satyaṁ brūyāt priyaṁ brūyāt na brūyāt satyamapriyaṁ |
priyaṁ ca nānṛutaṁ brūyāt eṣa dharmaḥ sanātanaḥ ||

Habla la verdad que es dulce, no hables una verdad que no es dulce.
No mientas para complacer. Este es el ***dharma*** eterno.

satyapratiṣṭhāyāṁ kriyāphalāśrayatvam YS 2.36

Al ser honesto, cualquier acción que realices tendrá éxito.

3. ASTEYA: NO ROBAR

Asteya significa no robar la propiedad o los bienes que les pertenecen a otros. Esto incluye no robar el trabajo, las ideas o incluso intentar realizar *āsana* que no te han enseñado. Si practicas el no robar, cosecharás las joyas de la vida, que no son necesariamente monetarias. Las verdaderas joyas son la tranquilidad mental, la alegría, y la felicidad suprema. Según los yoguis, no hay otra joya igual a la tranquilidad mental y la alegría suprema que podamos alcanzar a través de la práctica espiritual y el desapego. De hecho, el desapego es probablemente el antídoto más efectivo al deseo de robar, porque el deseo de poseer nos llega sólo cuando cedemos ante distintas formas de apego.

asteyapratiṣṭhāyāṁ sarvaratnopasthānam YS 2.37

Cuando uno está establecido en el no robar, todas las joyas se presentarán.

4. BRAHMACARYA: CELIBATO

Brahmacarya significa literalmente que uno se comporta de acuerdo con *Brahma*. En la tradición india, hay cuatro etapas distintas de ***brahmacarya*** y cada etapa requiere un conjunto distinto de conductas.

• *Brahmacarya* (hasta los 25 años):

Los ***Brāhmins*** tradicionalmente celebran la ceremonia del cordón sagrado, que suele tener lugar entre los 7 y 9 años de edad y es una iniciación a la vida espiritual. Esta etapa está destinada a aprender los rituales religiosos, con enfoque en el celibato para mantener la pureza y conservar la energía vital. Cuanto más conservamos los fluidos vitales, más energía retenemos, y dejamos la mente serena. Esto es así tanto para hombres como para mujeres.

• *Gṛihastha* (personas con familia, entre 25 y 60 años):

Durante esta etapa, uno se casa y forma una familia. Las obligaciones se consideran finalizadas una vez que los hijos se hayan casado. La etapa familiar requiere devoción a la pareja, lo que incluye honestidad y fidelidad. Las reglas sobre las relaciones sexuales para las personas con familia también son un tipo de ***brahmacarya*** y requieren abstinencia en días concretos.

• *Vānaprashta* (retirado):

En esta etapa, una vez que los esposos hayan finalizado sus obligaciones y responsabilidades, el deseo de actividad sexual debería cesar. Uno empieza a prepararse para la última etapa.

• *Sanyāsa* (renunciante):

La última etapa tiene lugar cuando uno se retira completamente. La búsqueda de la liberación y la práctica de la meditación son las actividades principales.

brahmacaryapratiṣṭhāyāṁ vīryalābhaḥ YS 2.38

Cuando se establece el celibato, se consigue la vitalidad.

5. APARIGRAHA: NO CODICIAR

A significa no, ***parigraha*** significa agarrar o avaricia. ***Aparigraha*** significa no aferrarse a las cosas que te rodean. Cuando las expectativas son altas, uno se vuelve avaro, y una vez que permites que la avaricia crezca, es difícil deshacerse de ella. Primero quieres una cosa, y luego otra: nunca estarás satisfecho. Este deseo es ***grahā***, aferrarse a las cosas o ideas.

aparigrahāsthairye janmakathantāsaṁbodhaḥ YS 2.39

Quien vence la posesividad y una mente codiciosa, obtendrá conocimiento del pasado, el presente y el futuro.

II. NIYAMA

Hay cinco ***niyama***. Son los compromisos con nosotros mismos y los principios que deberíamos seguir en nuestra vida diaria.

śauca
saṅtoṣa
tapas
svādhyāya
īśvarapraṇidhāna

śaucasaṅtoṣatapaḥsvādḥyāyeśvarapraṇidhānāni niyamāh YS 2.32

Pureza, satisfacción, autodisciplina, autoestudio y devoción a Dios son los cinco cumplimientos.

1. ŚAUCA: PUREZA

Śauca significa mantener la pureza, tanto interna como externa (***antaḥ śauca*** y ***bahir śauca***, respectivamente). Tener pensamientos buenos y positivos mantendrá nuestras mentes puras. Del mismo modo, mantener nuestro ambiente y nuestra persona—ropa, cuerpo, posesiones y entorno—limpios y despejados también mantendrá nuestra visión limpia y despejada. Mediante la pureza de la palabra y del pensamiento, también se purificará la mente. Una vez que la mente esté purificada, se purificará el ***ātmā***, el alma. Esto se aplica especialmente al practicante de ***yoga***, que debería mantenerse limpio por respeto y consideración al prójimo, y también como un ejemplo para los demás.

śaucātsvāṅgajugupsā parairasṁsargaḥ YS 2.40

Mediante la limpieza, se desarrolla una aversión a nuestro propio cuerpo y al contacto con el cuerpo de los demás.

2. SANTOṢA: SATISFACCIÓN

Santoṣa significa estar satisfecho con lo que sea que tengamos, practicando la felicidad interna de la sabiduría espiritual. ***Santoṣa*** no se obtiene mediante la acumulación de cosas materiales. Es más bien la satisfacción que proviene de un estado elevado de conciencia: la suma felicidad. La felicidad derivada de las cosas materiales sólo dura unas horas o unos días y proviene de un nivel inferior de conciencia. La suma felicidad permanece contigo, nunca desaparece. Practica la satisfacción, siéntete contento con lo que tienes.

santoṣādanuttamaḥ sukhalābhaḥ YS 2.42

Mediante la satisfacción, *uno obtiene la felicidad suprema.*

3. TAPAS: AUTODISCIPLINA

Tapas es la práctica de la autodisciplina, que consiste en llevar una vida de principios. Esto es especialmente importante para los practicantes de *yoga*: mantener una dieta disciplinada, una práctica y una rutina estable y evitar las malas compañías y las influencias negativas. Mediante la práctica de *tapas*, se destruyen las impurezas, y el cuerpo y los órganos sensoriales obtendrán poder espiritual. Nuestra mente debe enfocarse en un lugar, en nuestra práctica espiritual. A la mente le gusta divagar. Las influencias negativas distraen la mente. A través de esta práctica, podemos disciplinar y enfocar la mente para lograr nuestras metas espirituales.

kāyendriyasiddhiraśuddhikṣayāt tapasaḥ YS 2.43

Mediante la práctica de la autodisciplina, se destruyen las impurezas y, de este modo, el cuerpo y los órganos sensoriales obtendrán poder espiritual.

4. SVĀDHYĀYA: AUTOESTUDIO

Svādhyāya significa estudiar lo que hemos aprendido de nuestro maestro; no sólo intentando entender lo que se ha dicho, sino profundizando en ese entendimiento y expandiendo nuestro conocimiento, leyendo manuscritos y reflexionando sobre el tema que estamos aprendiendo. El autoestudio consiste en involucrar a la mente para avanzar en nuestros estudios. Es nuestro deber hacer nuestra tarea, practicar y revisar lo que el ***guru*** ha dicho, profundizar en cualquier aspecto del ***yoga*** que estemos aprendiendo, y en el entendimiento y la experiencia de nuestro ser y de lo divino. El maestro no puede obligar, él o ella sólo puede guiar. Si comparte quién es ***Gaṇapati***, el que quita los obstáculos, le corresponde al alumno averiguar más sobre ***Gaṇapati*** y esos obstáculos.

svādhyāyādiṣṭhadevatāsamprayogaḥ YS 2.44

Mientras practicamos el autoestudio, nos sumergimos completamente en la deidad predilecta.

5. ĪŚVARA PRAṆIDHĀNA: DEVOCIÓN A DIOS

Īśvara praṇidhāna significa entregarse al alma suprema, o venerar a Dios. *Īśvara* es la forma más pura del alma, no muy distinto a *samādhi*. Una vez que uno se entrega a *īśvara*, a lo divino, no habrá falsas ilusiones. La práctica del *yoga* es una práctica espiritual—no sólo ejercicio—es esforzarse por alcanzar el conocimiento espiritual. Primero, uno se entrega al *guru*, luego a las enseñanzas. Sólo entonces llegará el *īśvara praṇidhāna*. Cuanto más piensas en Dios, más te vinculas a lo divino, generando la fuerza interna para enfrentarse a las incertidumbres de la vida y el *samsara*.

samādhisiddhirīśvarapraṇidhānāt YS 2.45

Al entregarse a Dios, uno obtendrá samādhi.

UNA NOTA SOBRA LA PRACTICA

Los ***āsana*** aquí expuestos pueden ser beneficiosos para todos cuando se practican bajo la guía de un profesor cualificado. Comprometerse a la práctica de ***sūryanamaskāra*** y las versiones finales de ***padmāsana*** es un punto de partida apropiado para la mayoría de los practicantes. Son particularmente terapéuticos y pueden aportar muchos beneficios. Recuerda siempre trabajar lentamente y, con tiempo, la práctica se desarrollará. La perfección no se puede lograr de un día para otro.

Los recursos como este libro son útiles, pero el alumno siempre debería aprender directamente de un profesor debidamente capacitado. Es importante que el alumno practique con un mismo profesor con la mayor constancia posible.

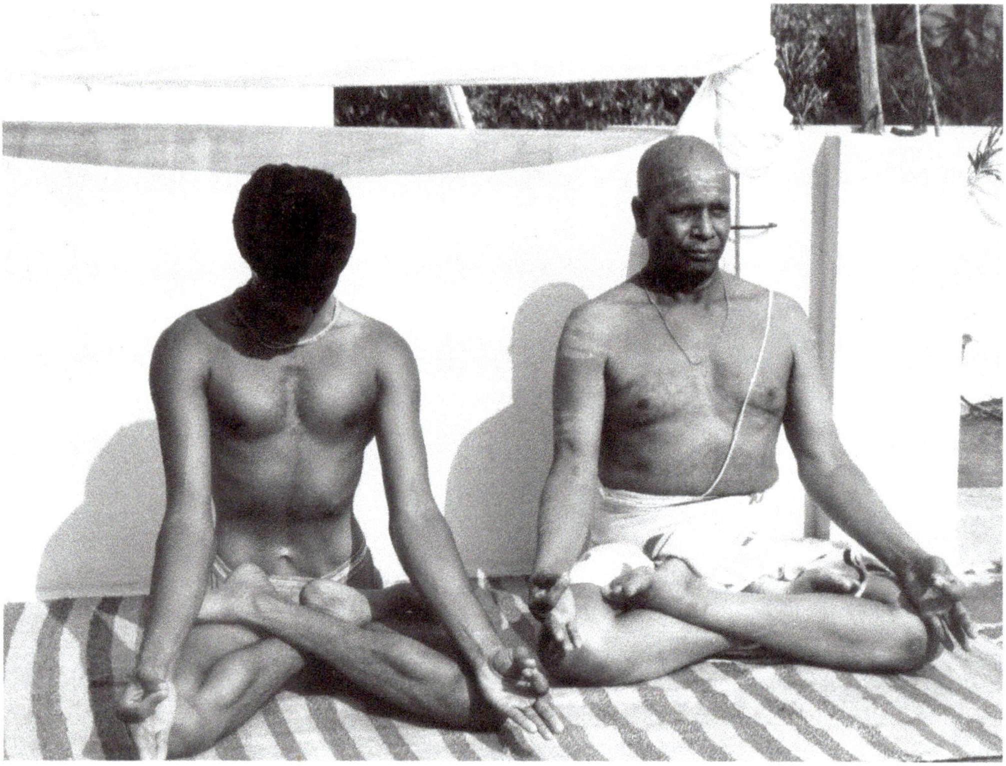

TRISTHĀNA

Tri significa tres en sánscrito; *sthāna* significa el lugar en el que nos encontramos de pie. Los *Tristhāna* son la respiración, la postura y el punto de atención visual. Estos importantes puntos de acción siempre deberían de ser observados y trabajados simultáneamente en la práctica de *āsana*.

RESPIRACIÓN

Toda respiración debería realizarse sólo por la nariz; respirar por la boca debilita el corazón. La inhalación y la exhalación deberían tener la misma duración y mantenerse durante toda la práctica. Por ejemplo, si inhalas durante cinco segundos, la exhalación debería durar cinco segundos. La respiración debería fluir suavemente, sin interrupción entre las dos partes y con un leve siseo en la base de la garganta. La respiración larga y profunda activa el fuego digestivo que arde en el abdomen bajo y ayuda al cuerpo a eliminar toxinas.

POSTURA

Las posturas deberían hacerse de forma metódica con la alineación correcta y el tutelaje apropiado de un *guru* que siga el *parampāra*. Cada *āsana* debería perfeccionarse antes de empezar el siguiente; de esta forma, lentamente, desarrollamos la fuerza, la estabilidad, y la salud. Intentar muchos *āsana* demasiado rápido debilitará el cuerpo. Todos los *āsana* están conectados unos con otros.

PUNTO DE ATENCIÓN VISUAL

Dṛṣṭi significa punto de mira. Hay nueve ***dṛṣṭi*** en la práctica de ***āsana***. Si el ***dṛṣṭi*** indicado para el ***āsana*** es demasiado difícil, uno siempre puede revertir al ***nāsāgra dṛṣṭi***. Con el tiempo y la práctica, lograremos realizar el ***dṛṣṭi*** apropiado para cada postura. El ***dṛṣṭi*** mejora la concentración y facilita la realización de la unidad durante la práctica. Con la mirada enfocada en un lugar durante nuestra práctica, podemos estar más presentes en las posturas. Este enfoque y esta conciencia pueden transmitirse a nuestras vidas diarias.

ūrdhva dṛṣṭi hacia arriba
brūmadhye dṛṣṭi tercer ojo
nāsāgre dṛṣṭi punta de la nariz
pārśvayoḥ dṛṣṭi lado derecho
pārśvayoḥ dṛṣṭi lado izquierdo
nābhou dṛṣṭi ombligo
hastāgre dṛṣṭi punta del dedo medio de la mano
aṅguṣṭhāgre dṛṣṭi punta del pulgar
pādāgre dṛṣṭi punta del dedo gordo del pie

VINYĀSA

Vinyāsa significa sistema de respiración y movimiento; para cada movimiento hay una respiración. Por ejemplo, en ***sūryanamaskāra A*** hay nueve *vinyāsa*. El primer *vinyāsa* es inhalar mientras levantamos los brazos sobre la cabeza y juntanto las manos; el segundo *vinyāsa* es exhalar mientras nos flexionamos hacia adelante y colocamos las manos al lado de los pies. De esta forma, todos los *āsana* tienen asignados un determinado número de *vinyāsa*.

El propósito del *vinyāsa* es la limpieza interna. Respirar y moverse al mismo tiempo mientras se realizan los *āsana* hace que la sangre se caliente, o, como decía *Guruji*, «hierve la sangre». La sangre espesa es sucia e impura, y causa enfermedades en el cuerpo. El calor creado por *vinyāsa* limpia la sangre y la hace ligera, para que circule libremente. La falta de circulación causa dolor. La combinación de los *āsana* con el movimiento y la respiración hace que la sangre circule libremente alrededor de todas las articulaciones, eliminando el dolor corporal. La sangre calentada también fluye por todos los órganos internos eliminando las impurezas y enfermedad, que se expulsan del cuerpo a través del calor que se crea durante la práctica.

El sudor es un subproducto importante de *vinyāsa* porque es a través del sudor que la enfermedad se elimina y se purifica el cuerpo. Del mismo modo que el oro se funde en una olla para eliminar sus impurezas, que suben a la superficie cuando el oro se derrite para así poder ser extraídas, los *yogāsana* hierven la sangre y llevan todas nuestras toxinas hasta la superficie, donde el sudor las elimina. Si se sigue el método de *vinyāsa*, el cuerpo se vuelve sano, fuerte y puro como el oro.

Después de que el cuerpo se haya purificado, es posible purificar el sistema nervioso y los órganos sensoriales. Estos primeros pasos son muy difíciles y requieren muchos años de práctica. Los órganos sensoriales siempre miran hacia afuera, y el cuerpo siempre cede ante la pereza. A pesar de esto, con fuerza de voluntad y práctica diligente, ambas cosas se pueden controlar. Una vez logrado esto, el control de la mente llega automáticamente. *Vinyāsa* crea la base para que esto suceda.

Es importante tomar en cuenta que el número indicado de *vinyāsa* no pueda llevarse a cabo desde el principio. Al comienzo, podría ser necesario respirar con mayor frecuencia, pero deberíamos mantener los movimientos correctos de inhalación y exhalación. Con el tiempo y la práctica será posible realizar el *vinyāsa* correcto para cada postura.

ĀSANA PRINCIPALES DE LA PRIMERA SERIE

samasthitiḥ estar de pie
sūryanamaskāra saludo al sol
pādāṅguṣṭhāsana postura del dedo gordo
pādahastāsana postura de la mano al pie
utthitatrikoṇāsana postura de triángulo extendido
utthitapārśvakoṇāsana postura de ángulo de lado extendido
prasāritapādottānāsana postura de estiramiento de pies separados
pārśvottānāsana postura de estiramiento lateral
utthitahastapādāṅguṣṭhāsana postura de mano extendida al dedo gordo
ardhabaddhapadmottānāsana postura de medio loto atado hacia adelante
utkaṭāsana postura desigual
vīrabhadrāsana postura del guerrero
paścimattānāsana postura de estiramiento oeste
pūrvatānāsana postura de estiramiento este
ardhabaddhapadmapaścimattānāsana postura de estiramiento oeste de medio loto atado
tiryaṅgmukhaikapādapaścimattānāsana postura de estiramiento oeste con un pie doblado hacia atrás
jānuśīrṣāsana postura cabeza a la rodilla
marīcāsana postura del sabio marici
nāvāsana postura del barco
bhujapīḍāsana postura de presión de brazo
kūrmāsana postura de la tortuga
suptakūrmāsana postura de la tortuga durmiente

garbhapiṇḍāsana postura del embrión en el útero
kukkuṭāsana postura del gallo
baddhakoṇāsana postura del ángulo atado
upaviṣṭakoṇāsana postura del ángulo sentado
suptakoṇāsana postura del ángulo echado
suptapādāṅguṣṭhāsana postura echada del dedo gordo
ubhaya pādāṅguṣṭhāsana postura reclinada del dedo gordo
ūrdhvamukhapaścimattānāsana postura de estiramiento oeste mirando hacia arriba
setubandhāsana postura de configuración de puente
ūrdhvadhanurāsana postura de arco hacia arriba
sālaṁba sarvāṅgāsana postura de todas las extremidades apoyadas
halāsana postura del arado
karṇapīḍāsana postura de presión de las orejas
ūrdhvapadmāsana postura del loto hacia arriba
piṇḍāsana postura del embrión
matsyāsana postura del pez
uttānapādāsana postura del pie extendido
śīrṣāsana postura invertida sobre la cabeza
baddhapadmāsana postura del loto atado
yogamudrā postura sellada
padmāsana postura del loto
utpluthiḥ alzar hacia arriba

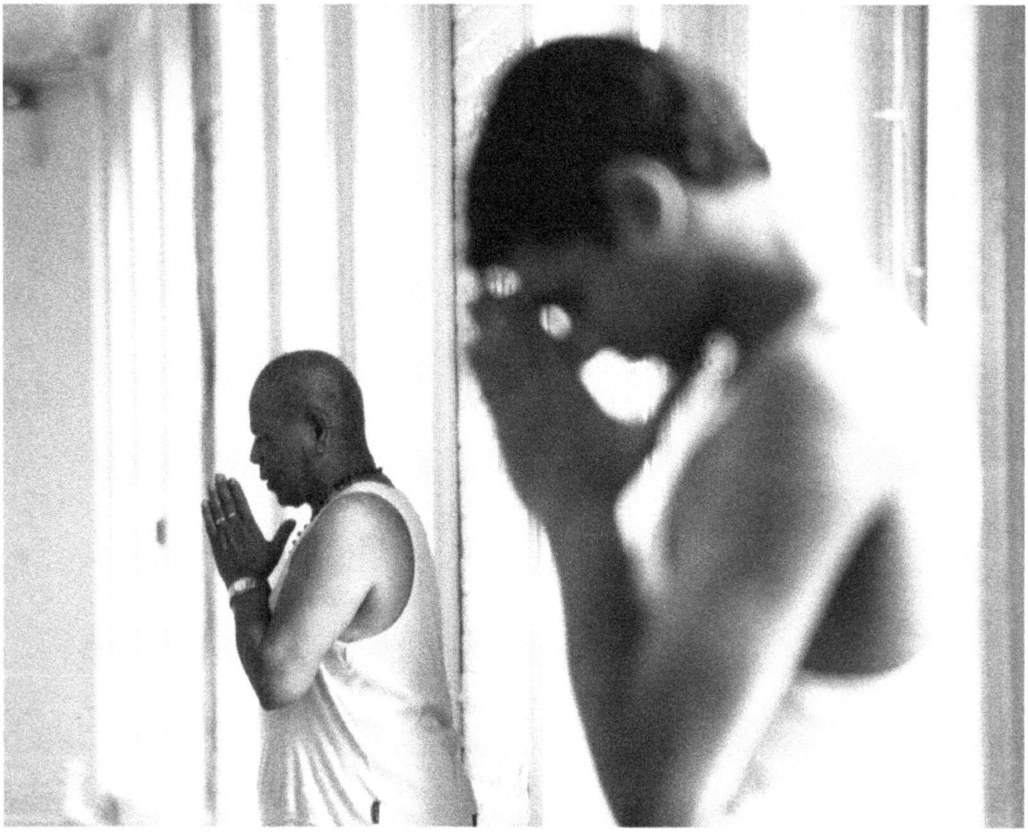

MANTRA INICIAL

वन्दे गुरूणां चरणारविन्दे
संदर्शितस्वात्मसुखावबोधे ।
निःश्रेयसे जाङ्गलिकायमाने
संसारहालाहलमोहशान्त्यै ॥

vande gurūṇām caraṇāravinde
sandarśita svātma sukhāva bodhe |
niḥ śreyase jaṅgalikāyamāne
saṁsāra hālāhala mohaśāntyai ||

Me inclino a los pies de loto del Gurú,
Y observo la felicidad despertada de mi propia Alma,
El último refugio, el médico de la selva,
Que apacigua el veneno de la ilusión de la repetida existencia.

आबाहुपुरुषाकारं
शङ्खचक्रासि धारिणम् ।
सहस्रशिरसं श्वेतं
प्रणमामि पतञ्जलिम् ॥

ābāhu puruṣākāraṁ
śaṅkhacakrāsi dhāriṇam |
sahasra śiraśaṁ śvetaṁ
praṇamāmi patañjalim ||

Ante Patañjali me postro, quien ha tomado el aspecto de un humano radiante con mil cabezas de serpiente que sostiene una caracola, un disco y una espada.

SŪRYANAMASKĀRA A

NĀBHOU DṚṢṬI

9 VINYĀSA

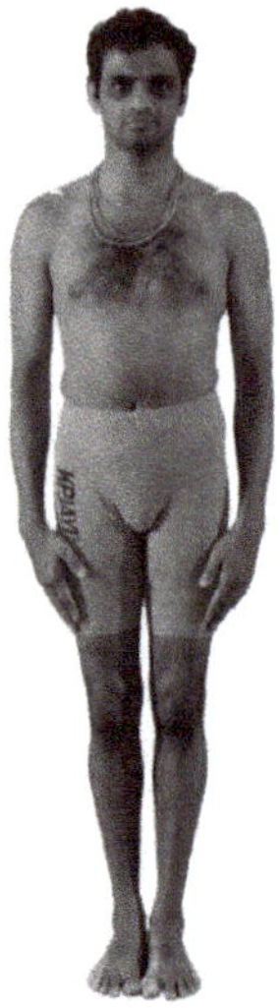

Sūryanamaskāra A

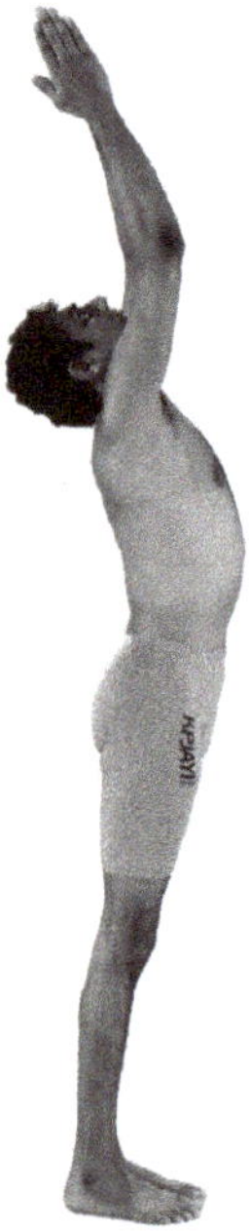

ekam 1: inhala, levanta los brazos.

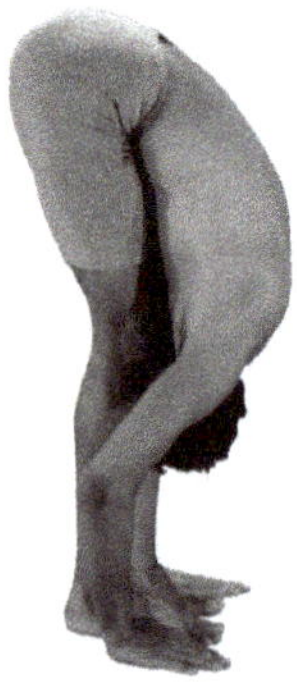

dve 2: exhala, flexiónate hacia adelante y toca las rodillas con la nariz.

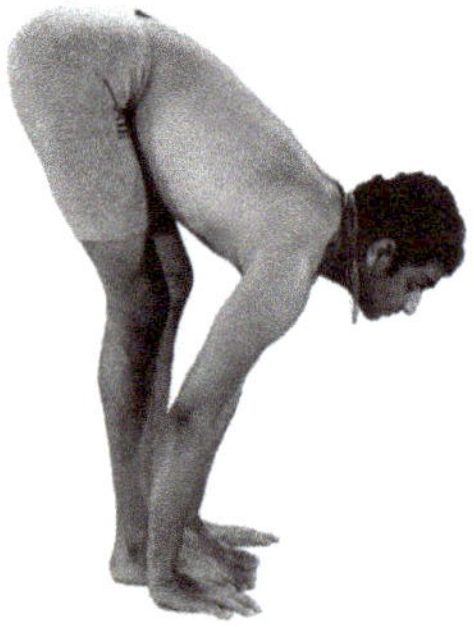

trīṇi 3: inhala, levanta la cabeza.

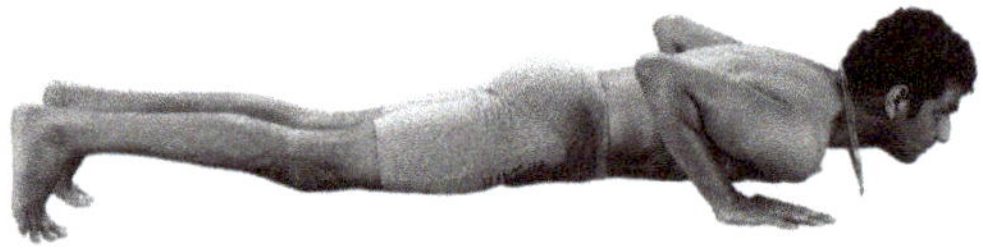

catvāri 4: exhala, salta hacia atrás y sostén el cuerpo sólo con las manos y los dedos de los pies.

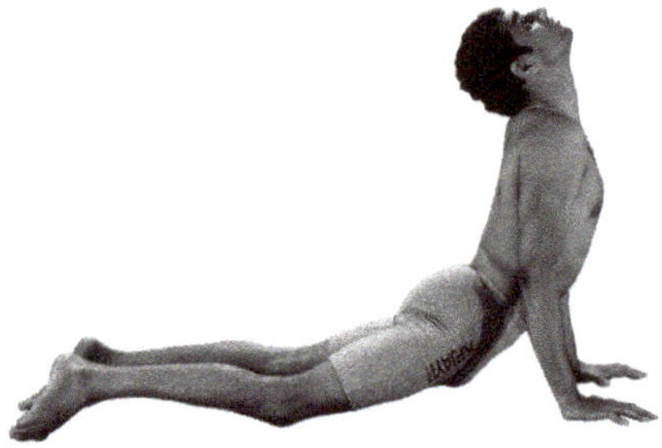

pañca 5: inhala, empuja el pecho hacia adelante, levanta la cabeza, endereza los brazos sin tocar el suelo con los muslos ni con las rodillas, pies en punta.

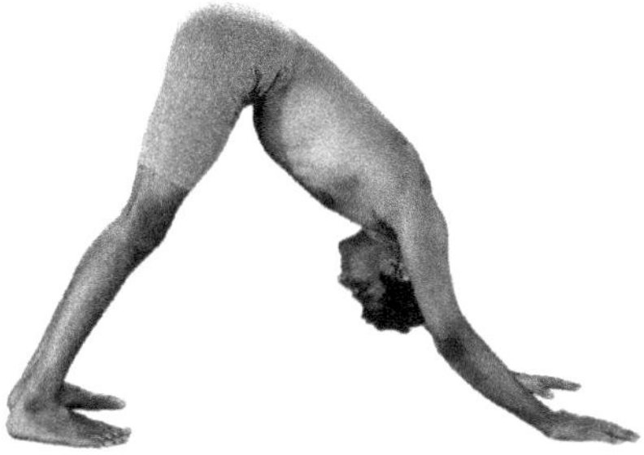

ṣaṭ 6: exhala, levanta la cintura hacia arriba, presiona los talones en el suelo, mete el estómago completamente y mantén la posición mientras miras hacia el ombligo. Respira cinco veces.

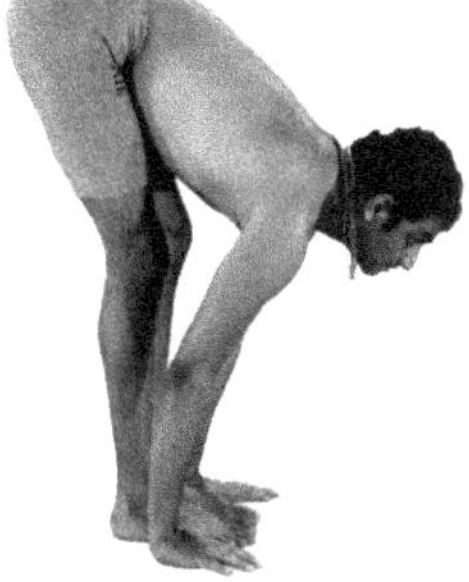

sapta 7: inhala, salta hacia adelante entre las manos, levanta la cabeza.

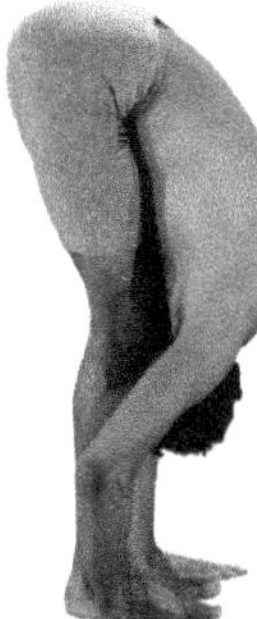

aṣṭau 8: exhala, flexiónate hacia adelante y toca las rodillas con la nariz.

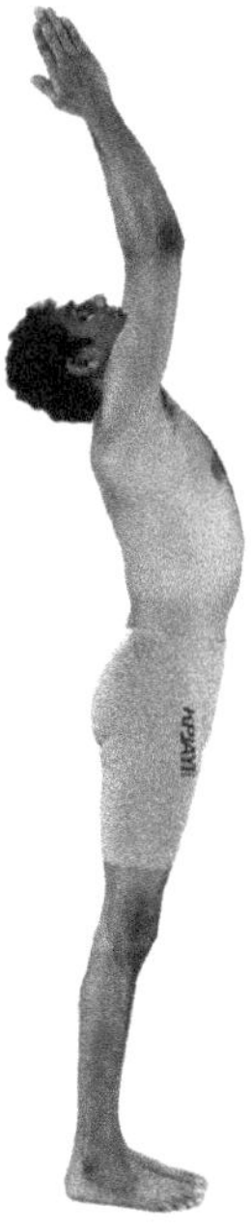

nava 9: inhala, levanta los brazos.

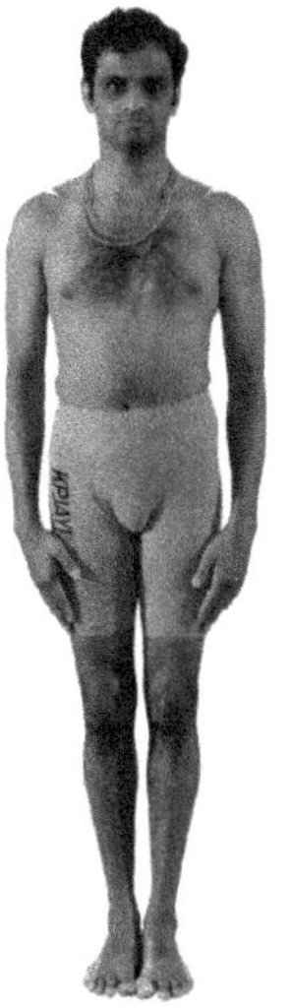

Exhala: *samasthitiḥ*

SŪRYANAMASKĀRA B

NĀBHOU DṚṢṬI

17 VINYĀSA

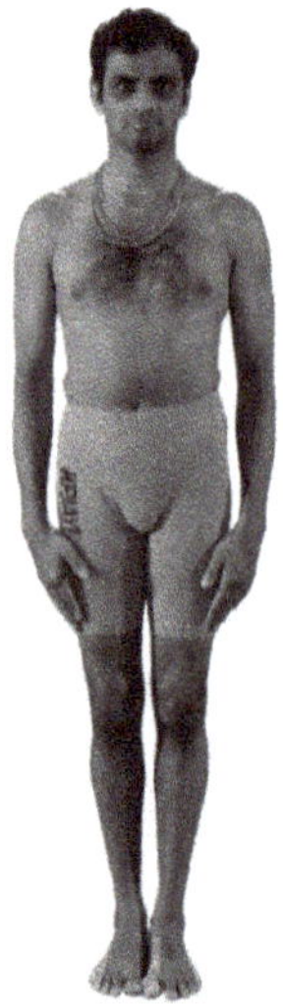

Sūryanamaskāra B

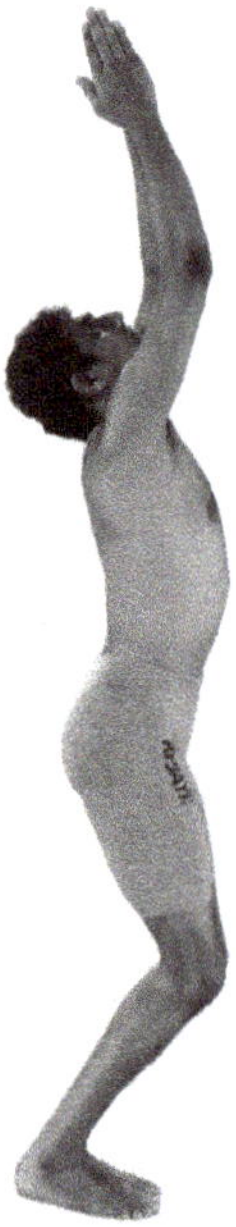

ekam 1: inhala, levanta los brazos y dobla las rodillas.

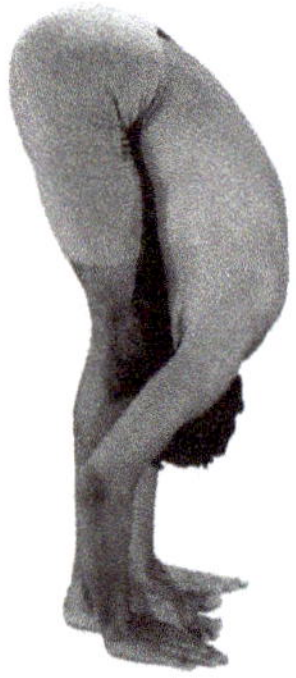

dve 2: exhala, flexiónate hacia adelante y toca las rodillas con la nariz.

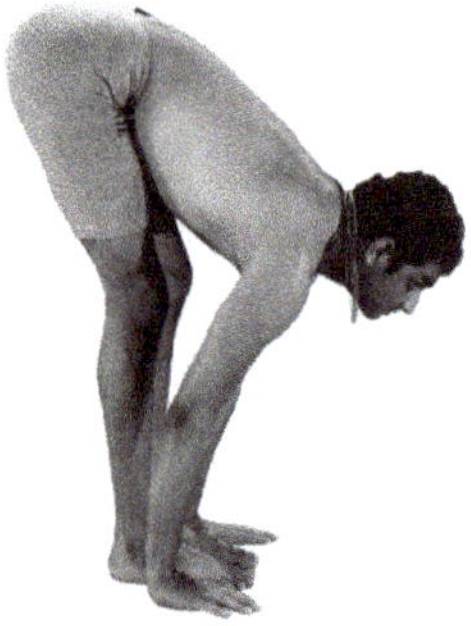

trīṇi 3: inhala, levanta la cabeza.

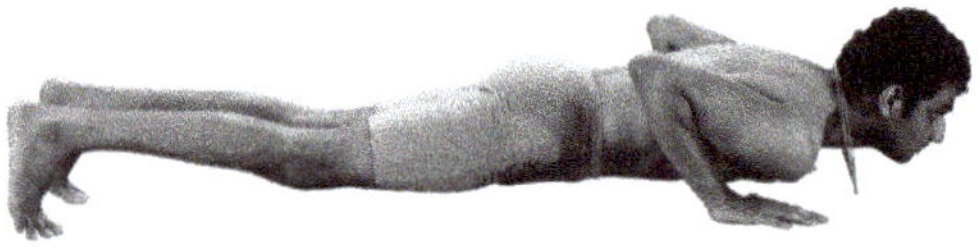

catvāri 4: exhala, salta hacia atrás y sostén el cuerpo sólo con las manos y los dedos de los pies.

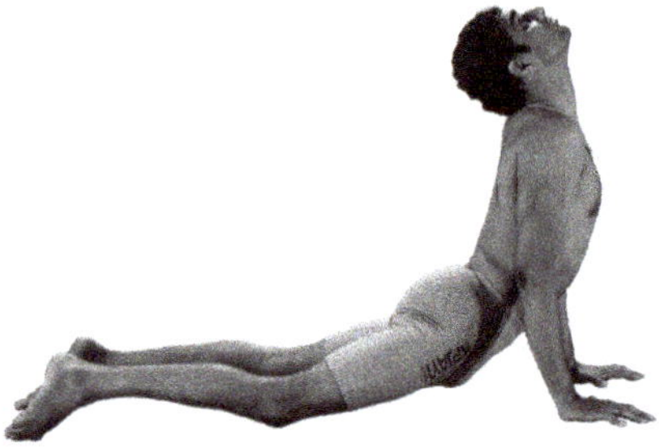

pañca 5: inhala, empuja el pecho hacia adelante, levanta la cabeza, endereza los brazos sin tocar el suelo con los muslos ni con las rodillas, pies en punta.

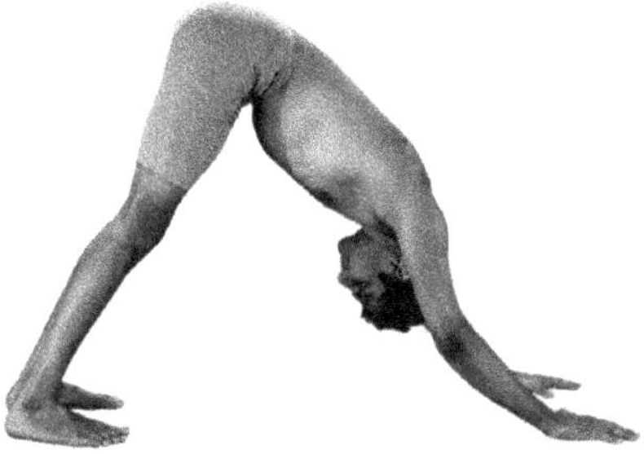

ṣaṭ 6: exhala, levanta la cintura hacia arriba, presiona los talones en el suelo, mete el estómago completamente, y mantén la posición mientras miras hacia el ombligo.

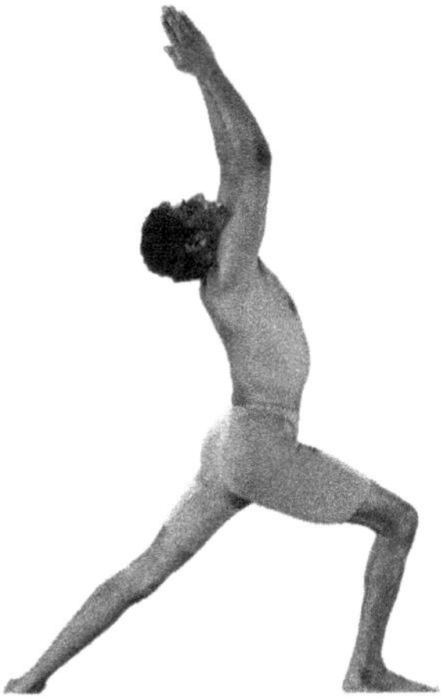

sapta 7: inhala, coloca el pie derecho entre las manos, dobla la rodilla de la pierna derecha, endereza la rodilla de la pierna izquierda, junta las manos y mira hacia los pulgares.

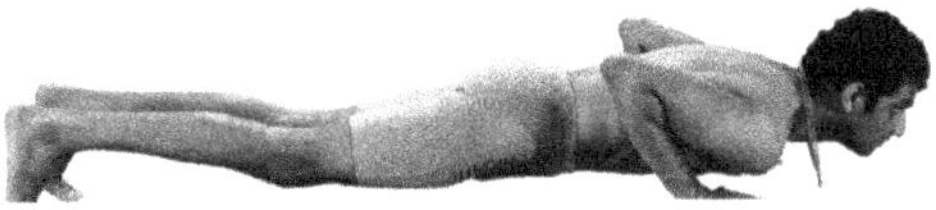

aṣṭau 8: exhala, toma la cuarta posición de *sūryanamaskāra*.

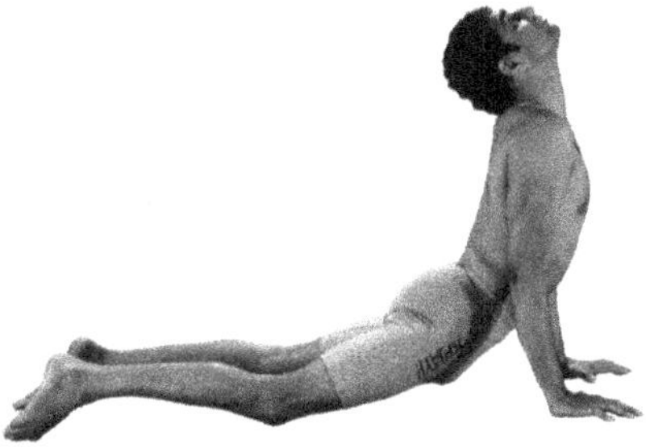

nava 9: inhala, toma la quinta posición de *sūryanamaskāra*.

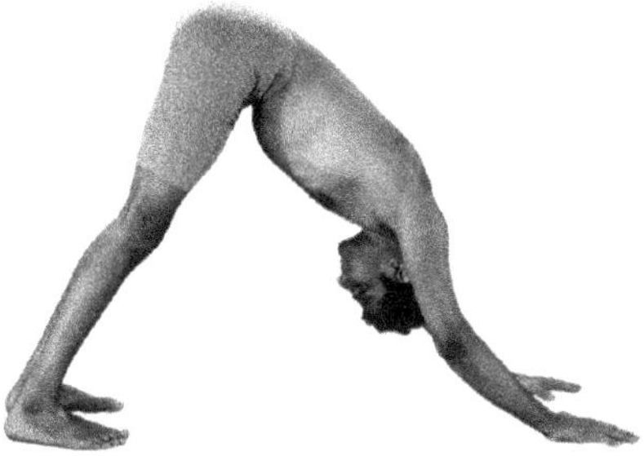

daśa 10: exhala, toma la sexta posición de *sūryanamaskāra*.

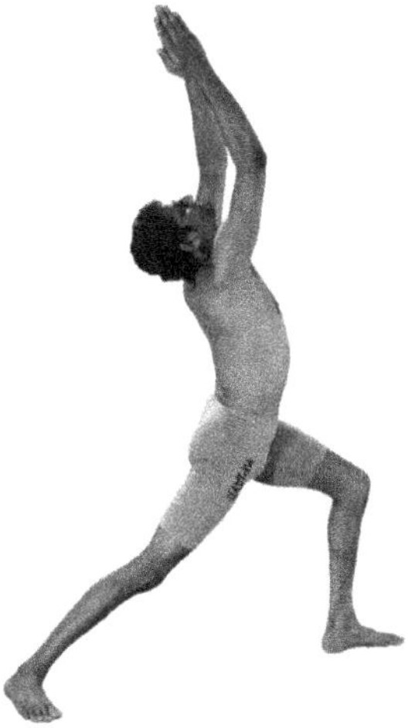

ekādaśa 11: inhala, coloca el pie izquierdo entre las manos, dobla la rodilla de la pierna izquierda, endereza la rodilla de la pierna derecha, junta las manos y mira hacia los pulgares.

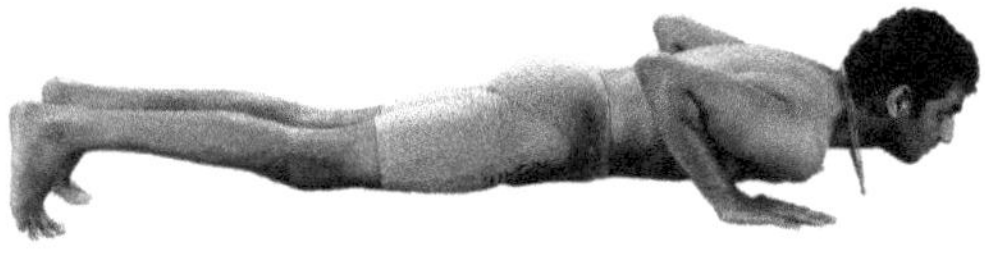

dvādaśa 12: exhala, toma la cuarta posición de ***sūryanamaskāra***.

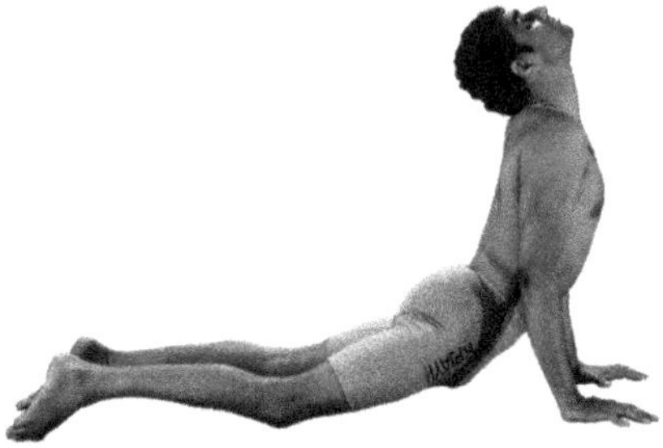

trayodaśa 13: inhala, toma la quinta posición de ***sūryanamaskāra***.

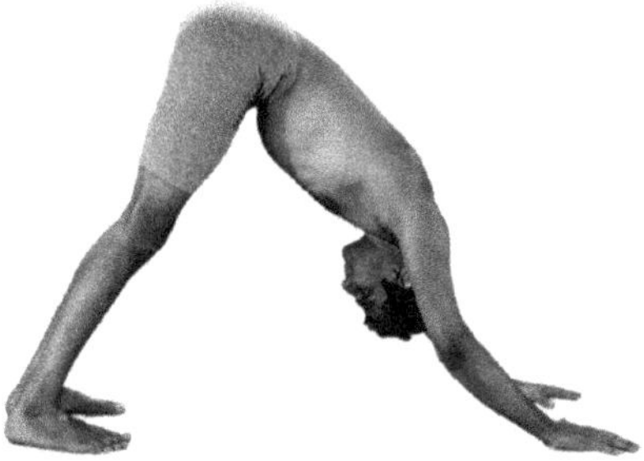

caturdaśa 14: exhala, toma la sexta posición de ***sūryanamaskāra***. Respira cinco veces.

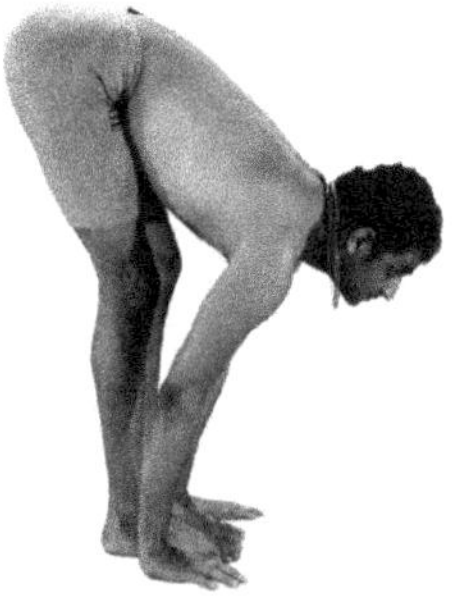

pañcadaśa 15: inhala, salta hacia adelante entre las manos, levanta la cabeza.

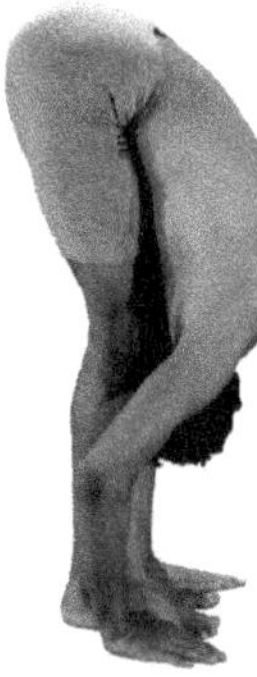

śoḍaśa 16: exhala, flexiónate hacia adelante y toca las rodillas con la nariz.

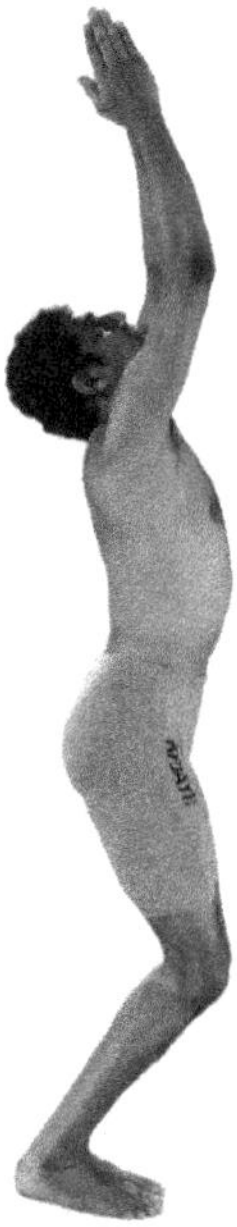

saptadaśa 17: inhala, levanta los brazos y dobla las rodillas.

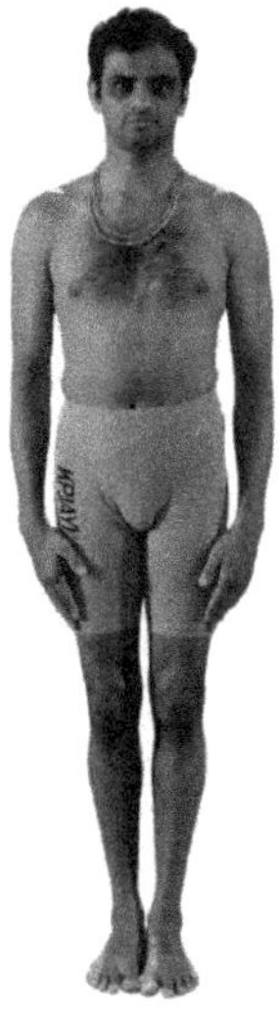

Exhala: ***samasthitiḥ***

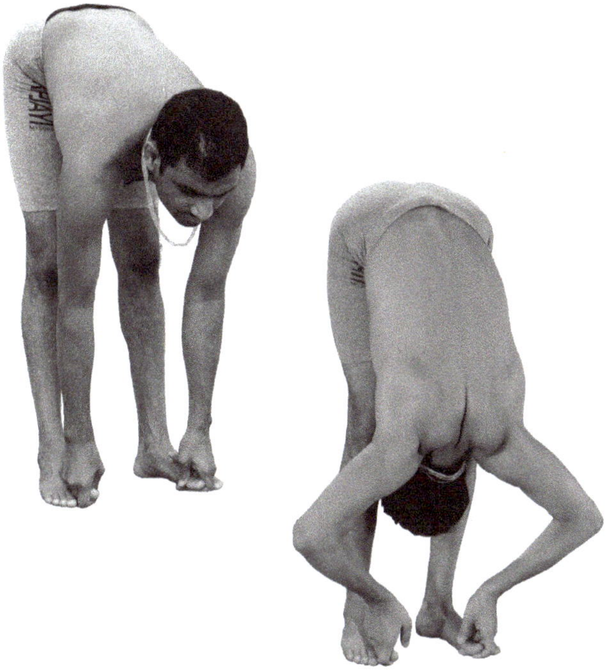

PĀDĀṄGUṢṬHĀSANA

NĀSĀGRE DṚṢṬI

3 VINYĀSA

Separa los pies quince centímetros.

ekam 1: inhala, agarra los dedos gordos de los pies, levanta la cabeza.

dve 2: exhala, coloca la cabeza entre las piernas. Respira cinco veces.

trīṇi 3: inhala, levanta la cabeza.

Continúa al siguiente *āsana*.

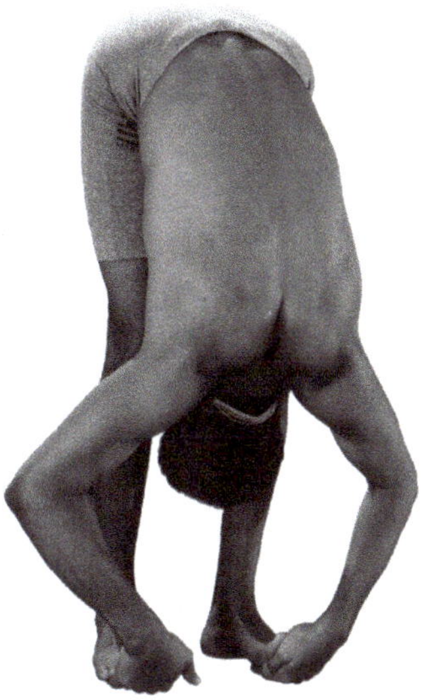

PĀDAHASTĀSANA

NĀSĀGRE DṚṢṬI

3 VINYĀSA

Este *āsana* se realiza a continuación del anterior.

ekam 1: inhala, coloca las palmas de las manos debajo de los pies, levanta la cabeza.

dve 2: exhala, coloca la cabeza entre las piernas. Respira cinco veces.

trīṇi 3: inhala, levanta la cabeza.

Exhala: regresa a *samasthitiḥ*.

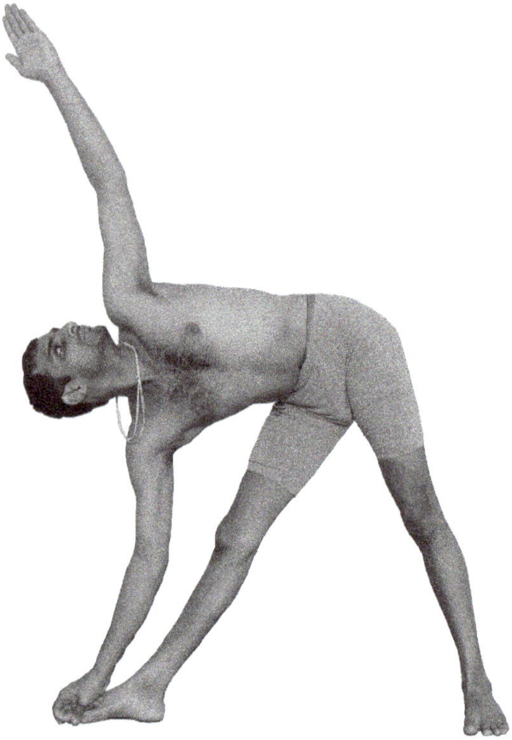

UTTHITATRIKOṆĀSANA A

HASTĀGRE DṚṢṬI

5 VINYĀSA

ekam 1: inhala, salta hacia la derecha con los pies separados un metro y los brazos estirados hacia los lados.

dve 2: exhala, gira el pie derecho hacia la derecha y baja para agarrar el dedo gordo. Respira cinco veces.

trīṇi 3: inhala, levántate.

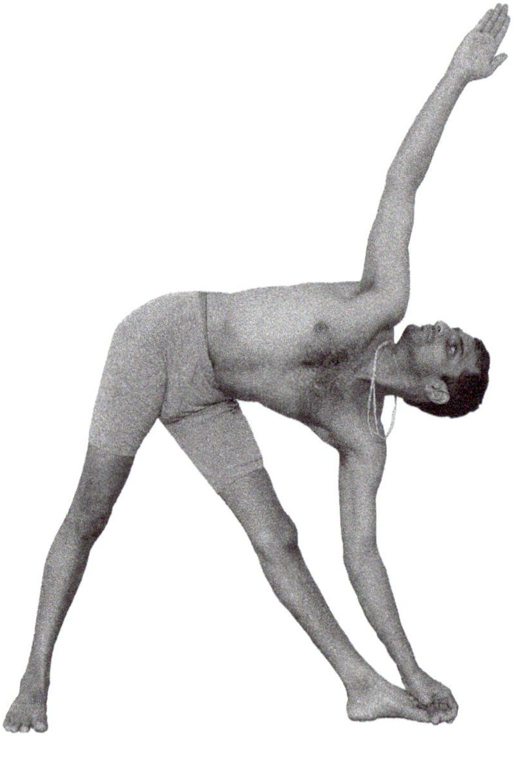

catvāri 4: exhala, gira los pies hacia el lado izquierdo, baja para agarrar el dedo gordo izquierdo. Respira cinco veces.

pañca 5: inhala, levántate.

Continúa al siguiente *āsana.*

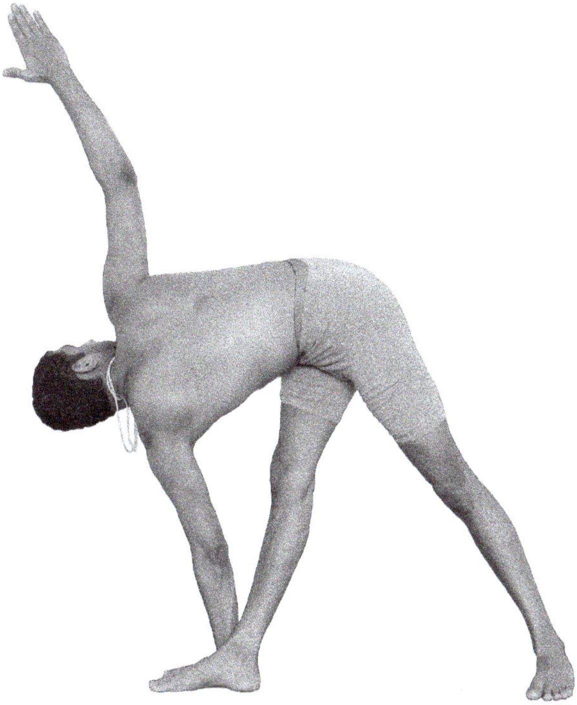

UTTHITATRIKOṆĀSANA B

HASTĀGRE DṚṢṬI

5 VINYĀSA

Este *āsana* se realiza a continuación de *utthita trikoṇāsana A*, desde el quinto *vinyāsa*.

dve 2: exhala, gira el cuerpo hacia la derecha y coloca la mano izquierda junto al pie derecho. Respira cinco veces.

trīṇi 3: inhala, levántate.

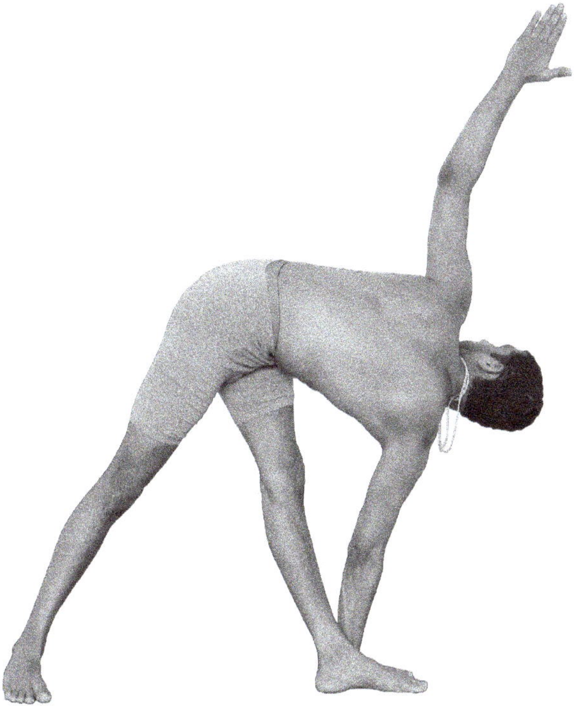

catvāri 4: exhala, gira el cuerpo hacia la izquierda, coloca la mano derecha junto al pie izquierdo. Respira cinco veces.

pañca 5: inhala, levántate.

Exhala: regresa a *samasthitiḥ*.

UTTHITAPĀRŚVAKOṆĀSANA A

HASTĀGRE DṚṢṬI

5 VINYĀSA

ekam 1: inhala, salta hacia la derecha con los pies separados un metro y medio y los brazos estirados hacia los lados.

dve 2: exhala, dobla la rodilla derecha, baja la mano derecha junto al pie derecho, estira el brazo izquierdo sobre la cabeza. Respira cinco veces.

trīṇi 3: inhala, levántate.

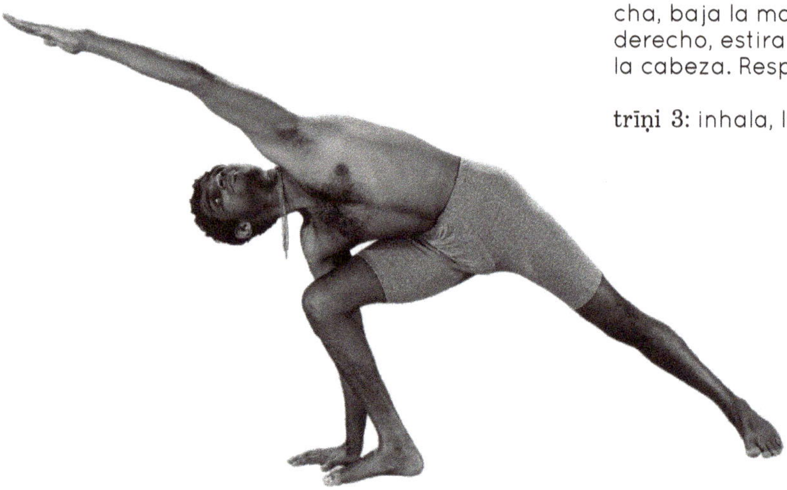

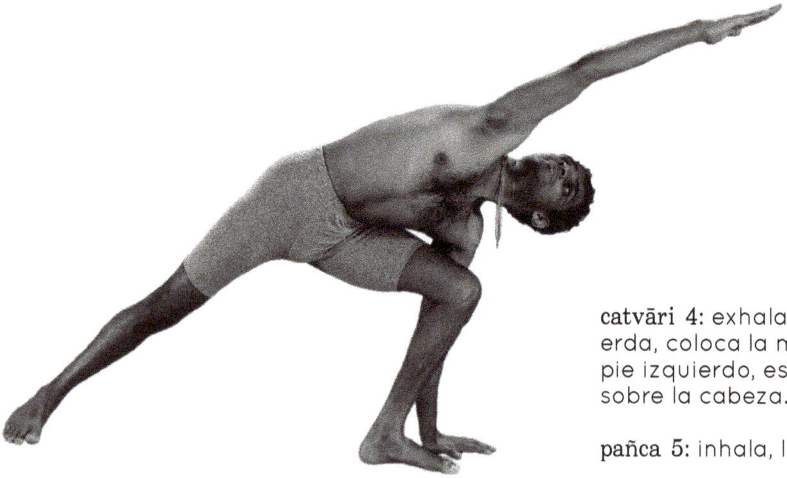

catvāri 4: exhala, dobla la rodilla izquierda, coloca la mano izquierda junto al pie izquierdo, estira el brazo derecho sobre la cabeza. Respira cinco veces.

pañca 5: inhala, levántate.

Continúa al siguiente *āsana*.

UTTHITAPĀRŚVAKOṆĀSANA B

HASTĀGRE DṚṢṬI

5 VINYĀSA

Este *āsana* se realiza a continuación de *utthita pārśvakoṇāsana A*, desde el quinto *vinyāsa*.

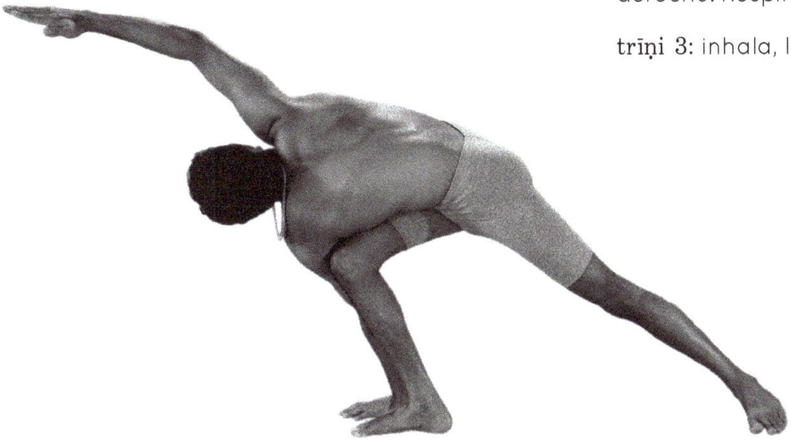

dve 2: exhala, dobla la rodilla derecha, gira el cuerpo y coloca la mano izquierda junto al pie derecho. Respira cinco veces.

trīṇi 3: inhala, levántate.

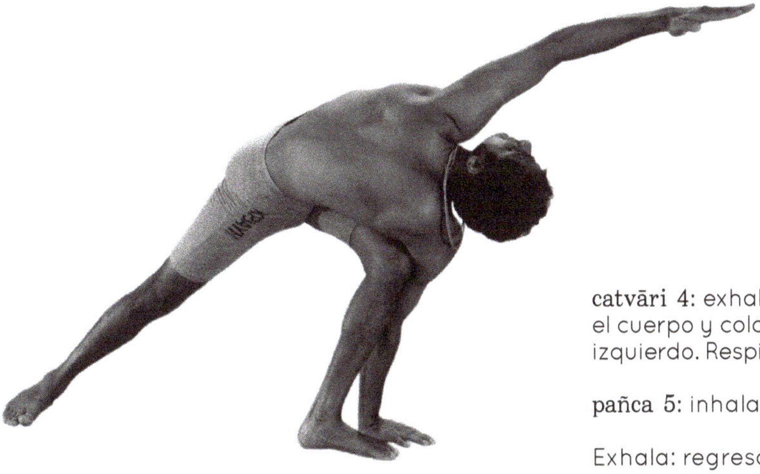

catvāri 4: exhala, dobla la rodilla izquierda, gira el cuerpo y coloca la mano derecha junto al pie izquierdo. Respira cinco veces.

pañca 5: inhala, levántate.

Exhala: regresa a *samasthitiḥ*.

PRASĀRITAPĀDOTTĀNĀSANA A

NĀSĀGRE DṚṢṬI
5 VINYĀSA

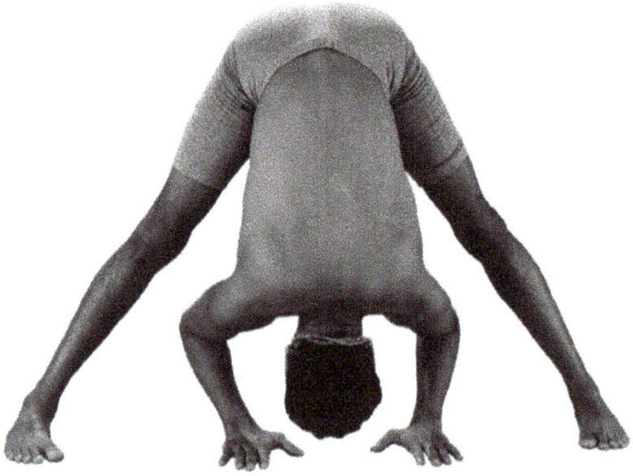

ekam 1: inhala, salta hacia la derecha, coloca las manos en la cintura.

dve 2: exhala, coloca las manos en el suelo entre los pies. Inhala, levanta la cabeza.

trīṇi 3: exhala, coloca la cabeza en el suelo entre los pies. Respira cinco veces.

catvāri 4: inhala, levanta sólo la cabeza, mantén las manos en el suelo. Exhala.

pañca 5: inhala, levántate. Exhala.

Continúa al siguiente *āsana.*

PRASĀRITAPĀDOTTĀNĀSANA B

NĀSĀGRE DṚṢṬI
4 VINYĀSA

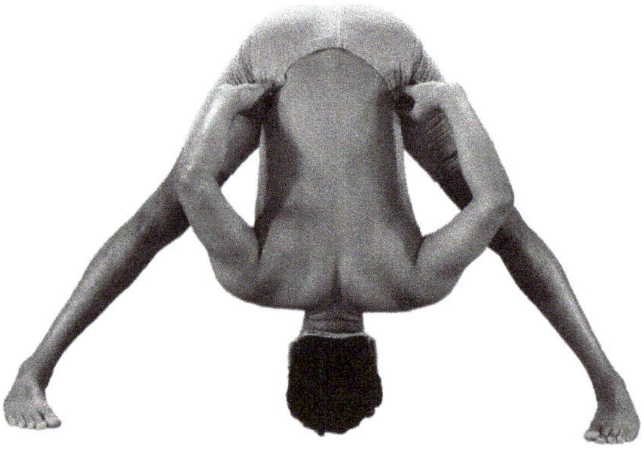

Este *āsana* se realiza a continuación de *prasārita pādottānāsana A*, desde el quinto *vinyāsa.*

ekam 1: inhala, estira los brazos hacia afuera.

dve 2: exhala, coloca las manos en la cintura. Inhala otra vez.

trīṇi 3: exhala, coloca la cabeza en el suelo entre los pies. Respira cinco veces.

catvāri 4: inhala, levántate. Exhala.

Continúa al siguiente *āsana.*

PRASĀRITAPĀDOTTĀNĀSANA C

NĀSĀGRE DṚṢṬI

4 VINYĀSA

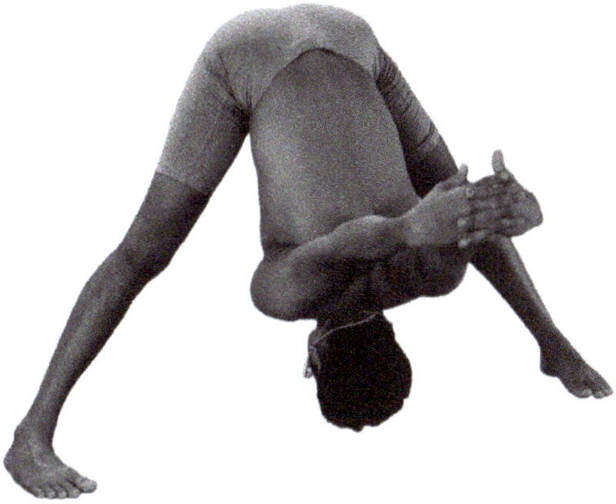

Este *āsana* se realiza a continuación de *prasārita pādottānāsana B*, desde el cuarto *vinyāsa*.

ekam 1: inhala, estira los brazos hacia afuera.

dve 2: exhala, lleva las manos detrás de la espalda y entrelaza los dedos. Inhala otra vez.

trīṇi 3: exhala, coloca la cabeza en el suelo entre los pies y estira las manos hacia el suelo. Respira cinco veces.

catvāri 4: inhala, levántate. Exhala.

Continúa al siguiente *āsana*.

PRASĀRITAPĀDOTTĀNĀSANA D

NĀSĀGRE DṚṢṬI

5 VINYĀSA

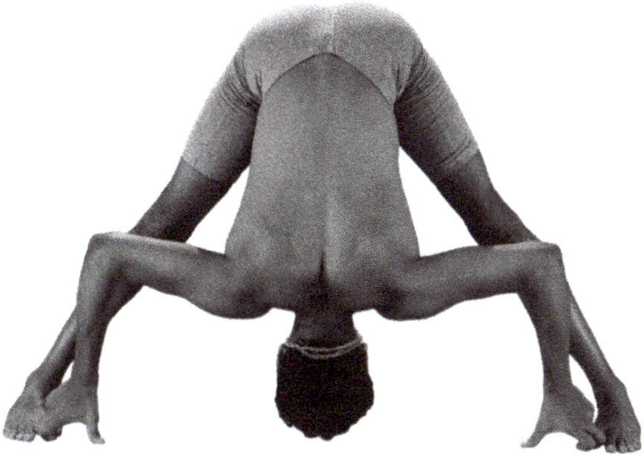

Este *āsana* se realiza a continuación de *prasārita pādottānāsana C*, desde el cuarto *vinyāsa*.

ekam 1: inhala, coloca las manos en la cintura.

dve 2: exhala, agarra los dedos gordos de los pies. Inhala, levanta la cabeza.

trīṇi 3: exhala, coloca la cabeza en el suelo entre los pies. Respira cinco veces.

catvāri 4: inhala, levántate sólo la cabeza. Exhala.

pañca 5: inhala, levántate.

Exhala: regresa a *samasthitiḥ*.

PĀRŚVOTTĀNĀSANA

PĀDĀGRE DṚṢṬI

5 VINYĀSA

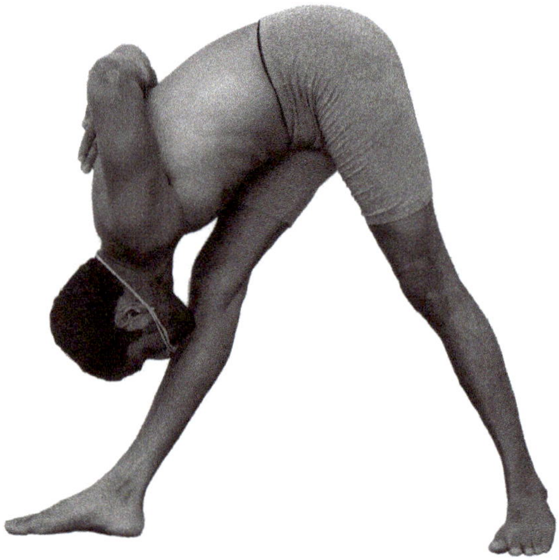

ekam 1: inhala, salta hacia la derecha con los pies separados un metro. Lleva las manos detrás de la espalda y presiona las palmas juntas.

dve 2: exhala, coloca el mentón sobre la pierna derecha. Respira cinco veces.

trīṇi 3: inhala, levántate. Gira hacia el lado izquierdo.

catvāri 4: exhala, coloca el mentón sobre la pierna izquierda. Respira cinco veces.

pañca 5: inhala, levántate.

Exhala: regresa a *samasthitiḥ*.

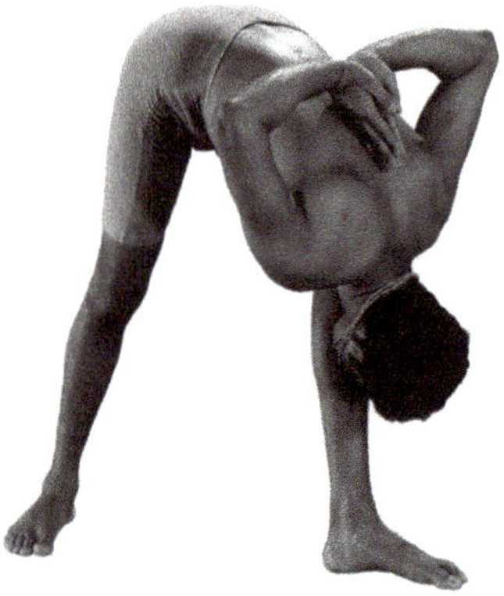

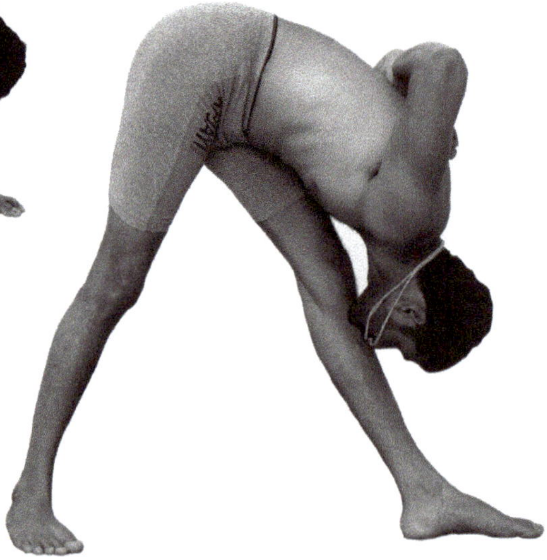

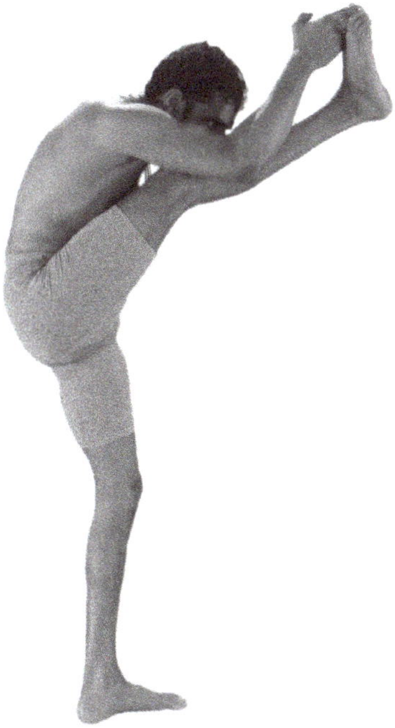

UTTHITAHASTA PĀDĀṄGUṢṬHĀSANA

PĀDĀGRE Y PĀRŚVAYOḤ DṚṢṬI

14 VINYĀSA

ekam 1: inhala, agarra el dedo gordo derecho con la mano derecha, mantén ambas piernas estiradas.

dve 2: exhala, toca la rodilla con el mentón. Respira cinco veces.

trīṇi 3: inhala, levanta la cabeza.

catvāri 4: exhala, lleva la pierna hacia el lado derecho. Respira cinco veces.

pañca 5: inhala, vuelve a traer la pierna hacia adelante.

ṣaṭ 6: exhala, toca la rodilla con el mentón.

sapta 7: inhala, levanta la cabeza. Coloca las manos en la cintura. Respira cinco veces.

Exhala: regresa a *samasthitiḥ*.

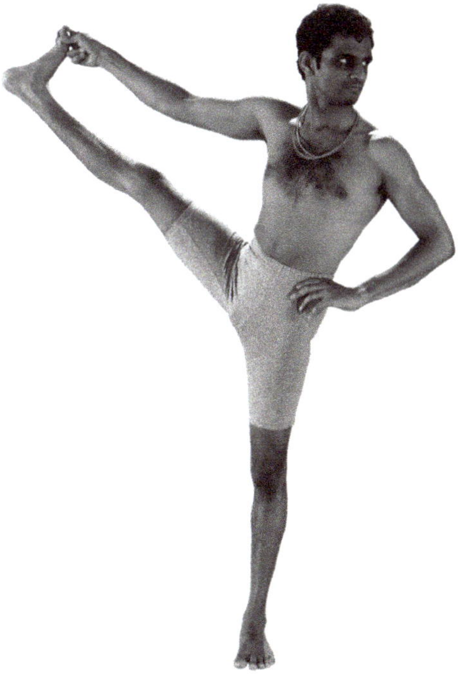

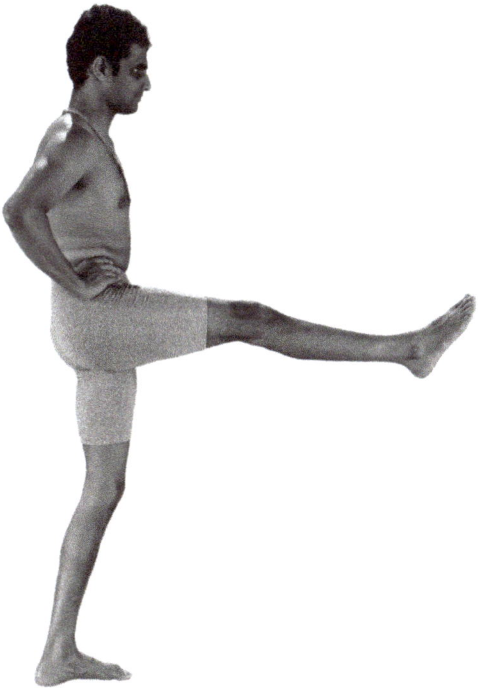

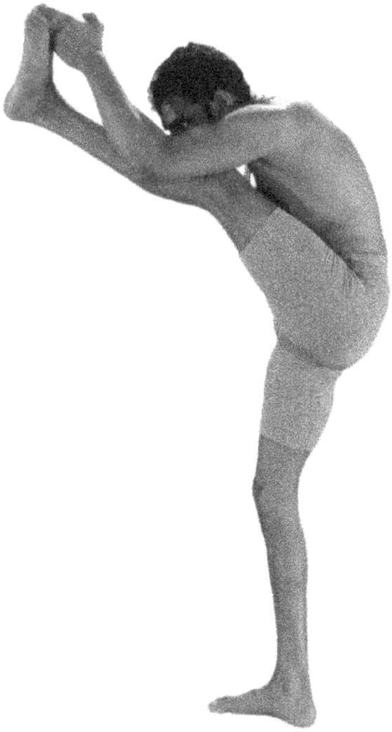

aṣṭau 8: inhala, agarra el dedo gordo izquierdo con la mano izquierda, mantén ambas piernas estiradas.

nava 9: exhala, toca la rodilla con el mentón. Respira cinco veces.

daśa 10: inhala, levanta la cabeza.

ekādaśa 11: exhala, lleva la pierna hacia el lado izquierdo. Respira cinco veces.

dvādaśa 12: inhala, vuelve a traer la pierna hacia adelante.

trayodaśa 13: exhala, toca la rodilla con el mentón.

caturdaśa 14: inhala, levanta la cabeza. Coloca las manos en la cintura. Respira cinco veces.

Exhala: regresa a *samasthitiḥ*.

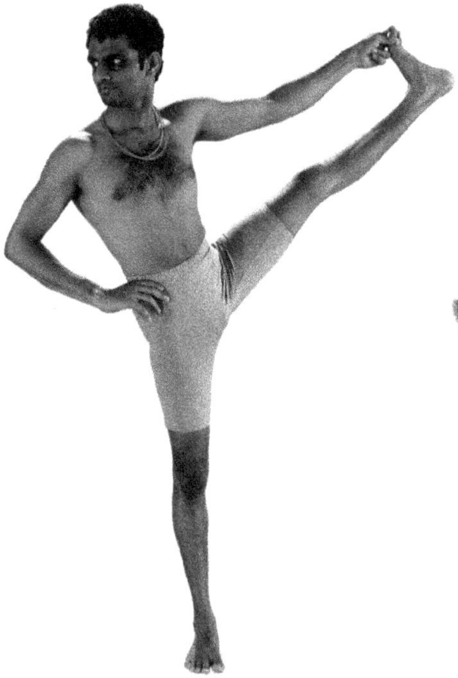

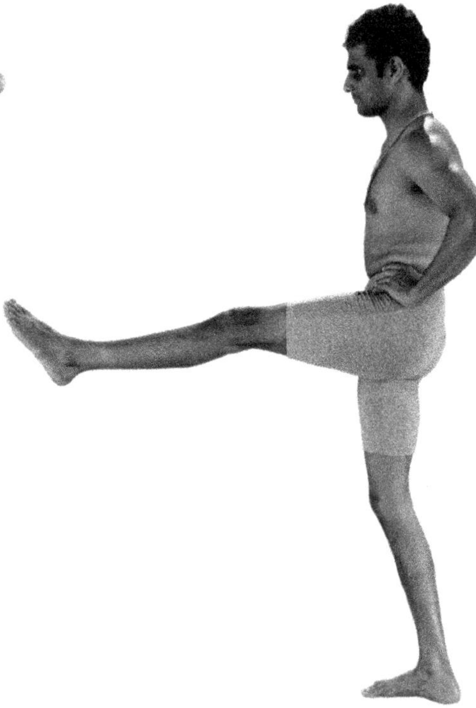

ARDHABADDHA PADMOTTĀNĀSANA

PĀDĀGRE DṚṢṬI

9 VINYĀSA

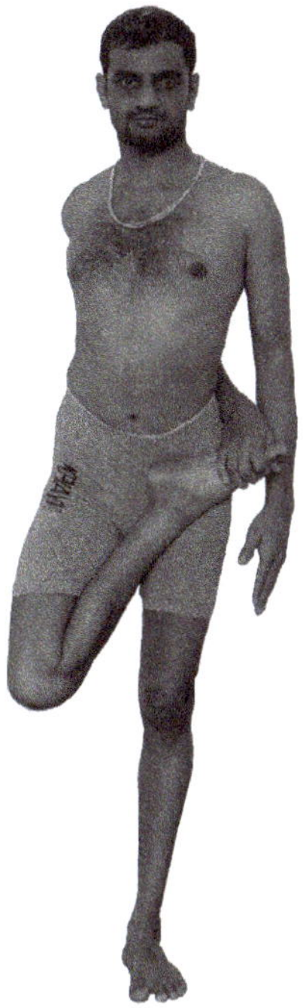

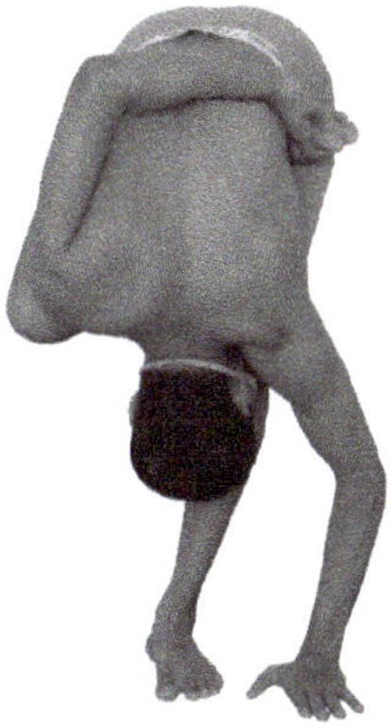

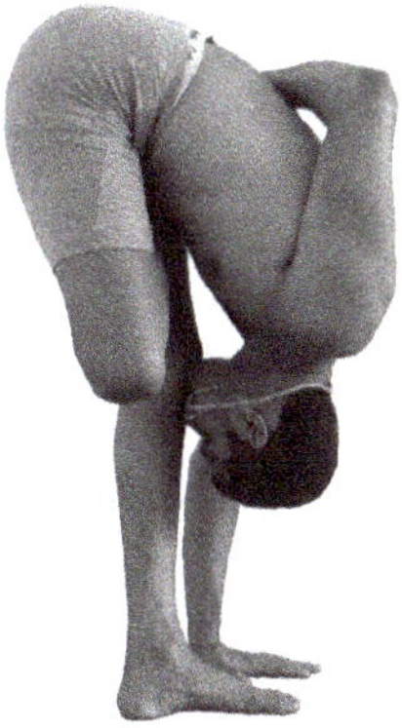

ekam 1: inhala, lleva la pierna derecha a medio *padmāsana*, lleva la mano derecha detrás de la espalda y agarra el dedo gordo derecho.

dve 2: exhala, baja y coloca la mano izquierda junto al pie izquierdo. Respira cinco veces.

trīṇi 3: inhala, sólo levanta la cabeza. Exhala.

catvāri 4: inhala, levántate.

pañca 5: exhala, suelta la pierna derecha.

ṣaṭ 6: inhala, lleva la pierna izquierda a medio *padmāsana*, lleva la mano izquierda detrás de la espalda y agarra el dedo gordo izquierdo.

sapta 7: exhala, baja y coloca la mano derecha junto al pie derecho. Respira cinco veces.

aṣṭau 8: inhala, inhala, sólo levanta la cabeza. Exhala.

nava 9: inhala, levántate.

Exhala: regresa a *samasthitiḥ*.

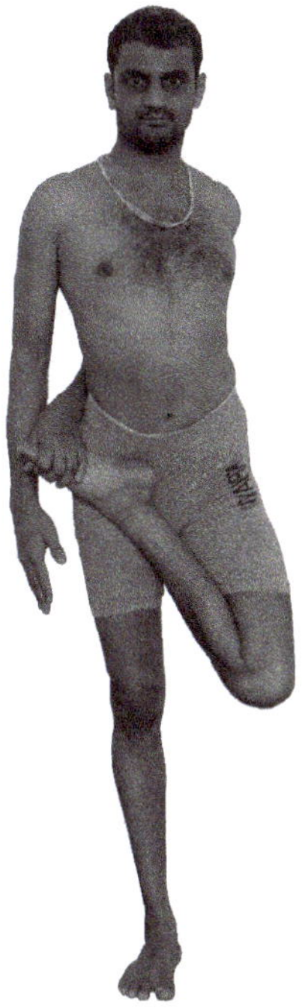

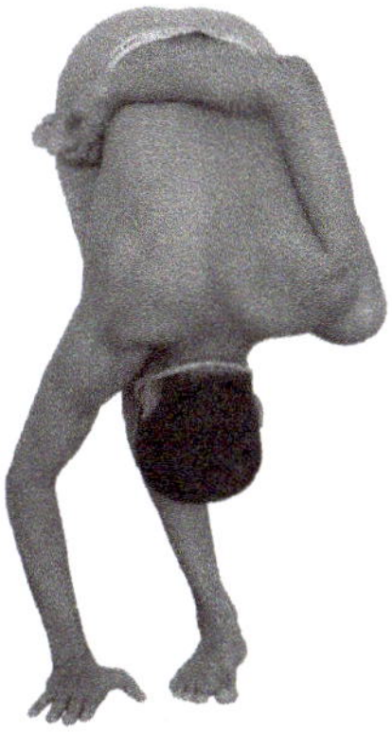

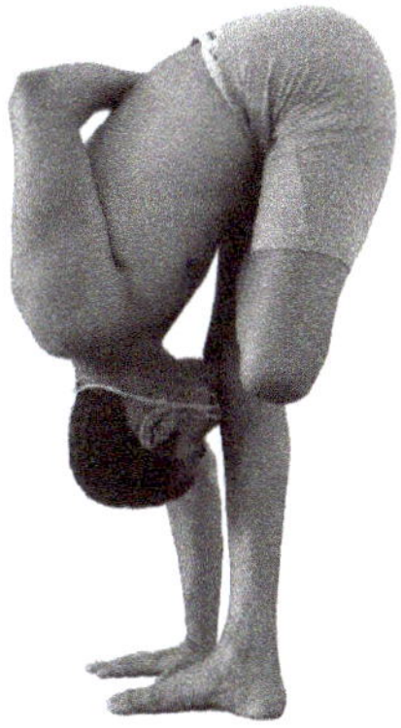

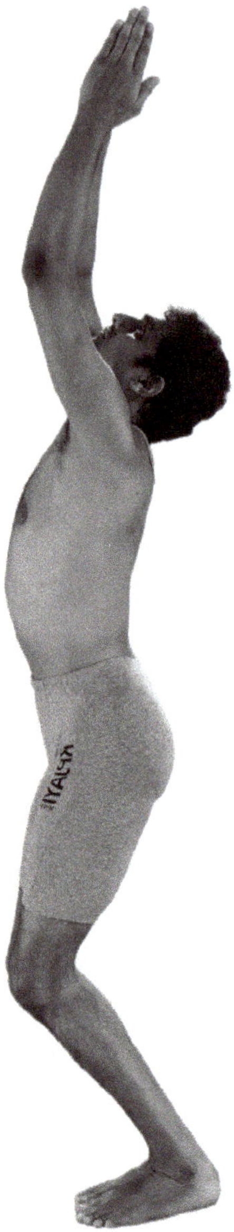

UTKATĀSANA

AṄGUṢṬHĀGRE DṚṢṬI

13 VINYĀSA

ekam 1: inhala, toma la primera posición de *sūryanamaskāra*.

dve 2: exhala, toma la segunda posición de *sūryanamaskāra*.

trīṇi 3: inhala, toma la tercera posición de *sūryanamaskāra*.

catvāri 4: exhala, toma la cuarta posición de *sūryanamaskāra*.

pañca 5: inhala, toma la quinta posición de *sūryanamaskāra*.

ṣaṭ 6: exhala, toma la sexta posición de *sūryanamaskāra*.

sapta 7: inhala, salta los pies hacia adelante entre las manos, dobla las rodillas, levanta los brazos. Respira cinco veces.

aṣṭau 8: inhala, utilizando sólo la fuerza de las manos, levántate.

nava 9: exhala, salta hacia atrás a la cuarta posición de *sūryanamaskāra*.

daśa 10: inhala, toma la quinta posición de *sūryanamaskāra*.

ekādaśa 11: exhala, toma la sexta posición de *sūryanamaskāra*.

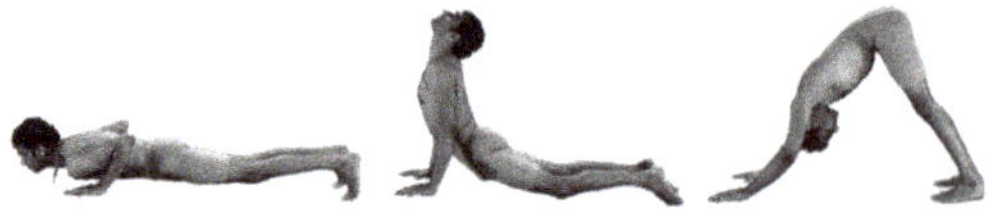

Continúa al siguiente *āsana*.

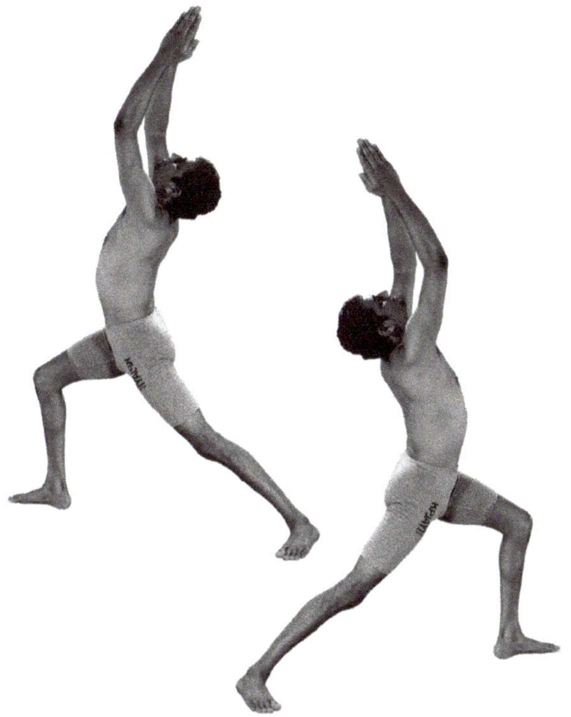

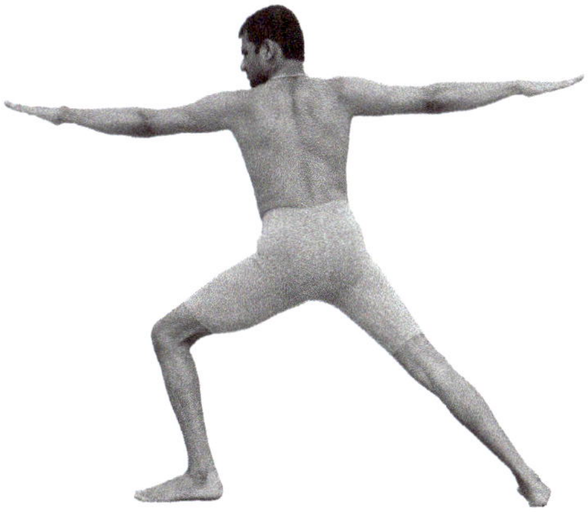

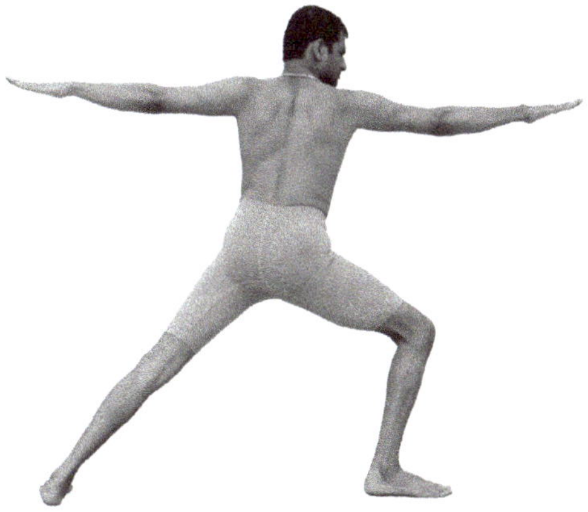

VĪRABHADRĀSANA

AṄGUṢṬHĀGRE Y HASTĀGRE DṚṢṬI

16 VINYĀSA

Este *āsana* se realiza a continuación del anterior, desde el undécimo *vinyāsa*.

sapta 7: inhala, da un paso con la pierna derecha hacia adelante y levanta los brazos, como en la séptima posición de *sūryanamaskāra B*. Respira cinco veces.

Inhala.

aṣṭau 8: exhala, gira hacia el lado izquierdo. Respira cinco veces.

Inhala.

nava 9: exhala, separa los brazos hacia los costados. Respira cinco veces.

Inhala.

daśa 10: exhala, gira hacia el lado derecho. Respira cinco veces.

ekādaśa 11: inhala, coloca ambas manos en el suelo junto al pie delantero, levanta las piernas.

dvādaśa 12: exhala, salta a la cuarta posición de *sūryanamaskāra*.

trayodaśa 13: inhala, toma la quinta posición de sūryanamaskāra.

caturdaśa 14: exhala, toma la sexta posición de *sūryanamaskāra*.

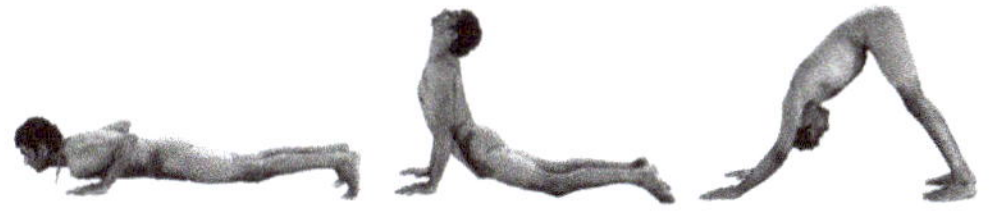

CONTINÚA AHORA CON LAS POSTURAS SENTADAS

Una nota sobre las posturas sentadas y el conteo de ***vinyāsa***: a la hora de contar los ***vinyāsa*** siempre se realiza como si el practicante fuera a empezar y terminar en ***samasthitiḥ***. Sin embargo, cuando las posturas se practican en secuencia, se recomienda que las posturas sentadas se hagan en medios-***vinyāsa***, lo cual significa que se cuentan empezando por ***sapta***, la séptima posición de ***sūryanamaskāra***. Por lo tanto, los primeros seis conteos y los dos últimos a menudo se omiten.

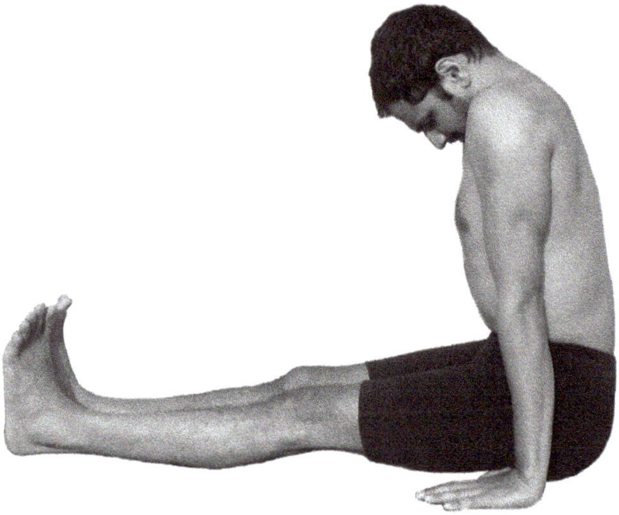

DAṆḌĀSANA

NĀSĀGRE DṚṢṬI

16 VINYĀSA

sapta 7: salta a una posición sentada, estira las piernas, mantén las manos junto a las caderas, mete el mentón hacia el pecho. Respira cinco veces.

PAŚCIMATTĀNĀSANA A

PĀDĀGRE DṚṢṬI

16 VINYĀSA

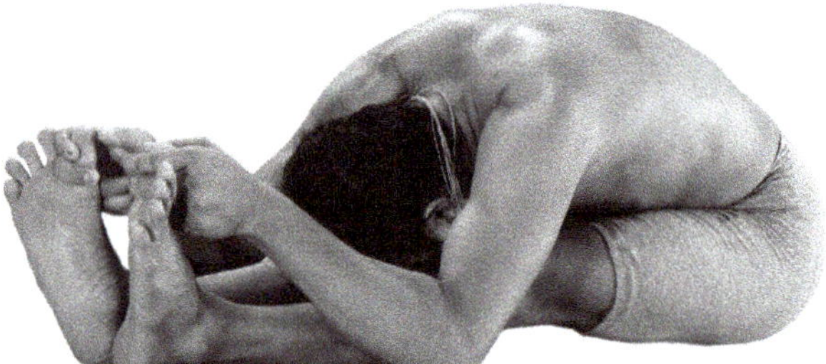

Este *āsana* se realiza a continuación del anterior, desde el séptimo *vinyāsa*.

aṣṭau 8: inhala, agarra los dedos gordos de los pies y levanta la cabeza.

nava 9: exhala, toca con la cabeza o barbilla las rodillas. Respira cinco veces.

daśa 10: inhala, levanta la cabeza. Exhala.

PAŚCIMATTĀNĀSANA B O D

PĀDĀGRE DṚṢṬI

16 VINYĀSA

Este *āsana* se realiza a continuación del anterior, desde el séptimo *vinyāsa*.

Dependiendo de la habilidad, agarra los lados de los pies o junta las manos alrededor de los pies. Haz uno o el otro, no ambos.

aṣṭau 8: inhala, agarra las manos alrededor de los pies y levanta la cabeza.

nava 9: exhala, toca las rodillas con el mentón. Respira cinco veces.

daśa 10: inhala, levanta la cabeza. Exhala.

ekādaśa 11: inhala, levántate del suelo con las piernas cruzadas.

dvādaśa 12: exhala, salta hacia atrás a la cuarta posición de *sūryanamaskāra*.

trayodaśa 13: inhala, toma la quinta posición de *sūryanamaskāra*.

caturdaśa 14: exhala, toma la sexta posición de *sūryanamaskāra*.

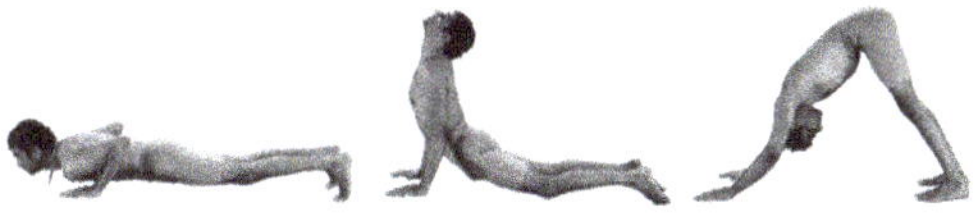

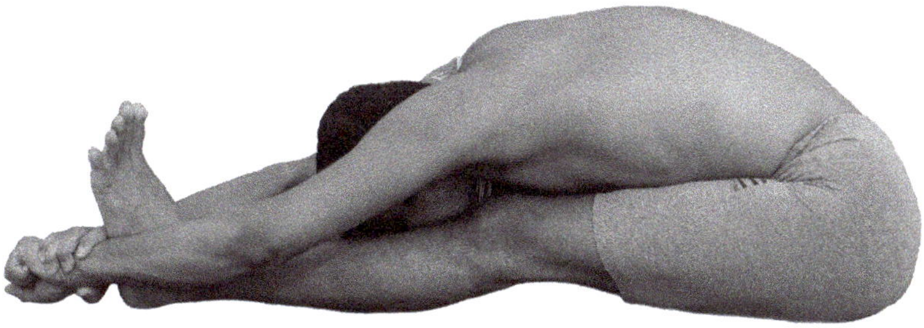

PŪRVATTĀNĀSANA

NĀSĀGRE DṚṢṬI

15 VINYĀSA

sapta 7: inhala, salta a una posición sentada, estira las piernas. Exhala, lleva las manos treinta centímetros detrás de las caderas.

aṣṭau 8: inhala, levanta las caderas. Respira cinco veces.

nava 9: exhala, baja.

daśa 10: inhala, levántate del suelo con las piernas cruzadas.

ekādaśa 11: exhala, salta hacia atrás a la cuarta posición de *sūryanamaskāra*.

dvādaśa 12: inhala, toma la quinta posición de *sūryanamaskāra*.

trayodaśa 13: exhala, toma la sexta posición de *sūryanamaskāra*.

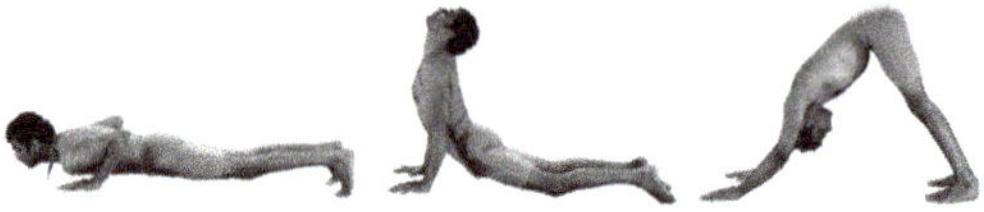

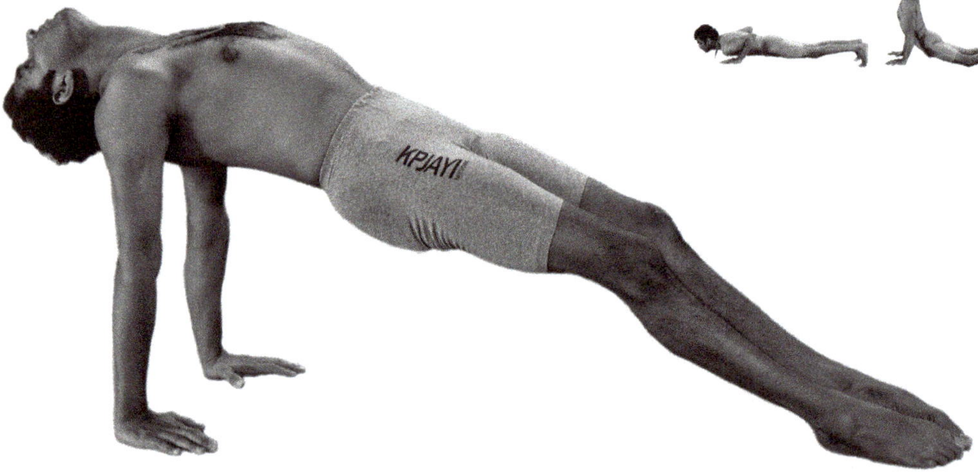

ARDHABADDHAPADMA PAŚCIMATTĀNĀSANA

PĀDĀGRE DṚṢṬI

22 VINYĀSA

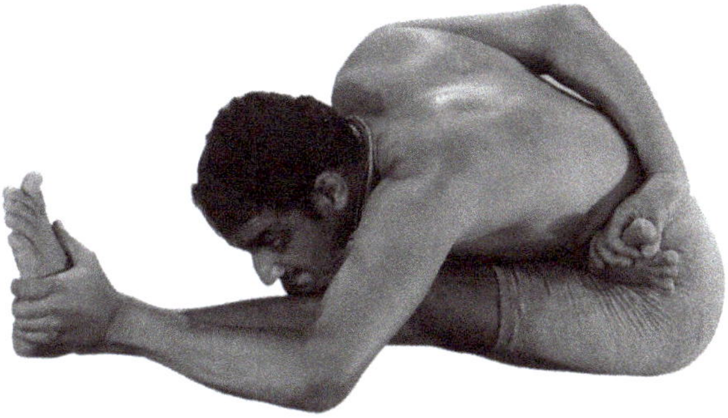

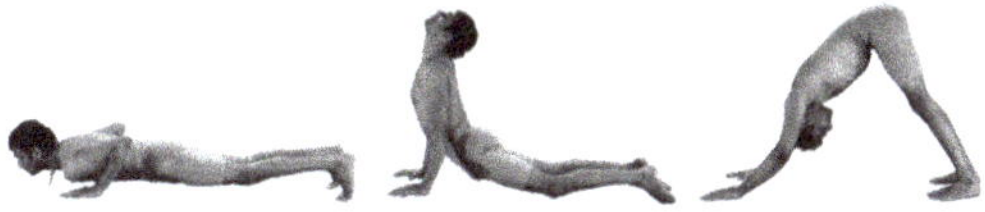

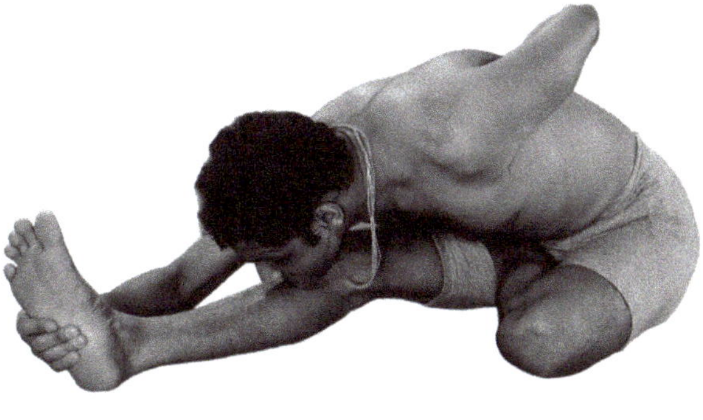

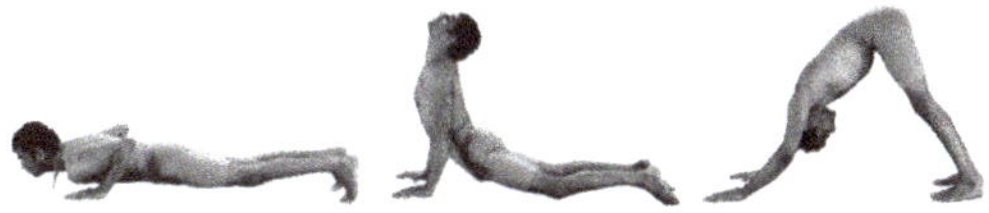

sapta 7: inhala, salta a una posición sentada, coloca la pierna derecha en medio *padmāsana*, lleva la mano derecha detrás de la espalda y agarra el dedo gordo derecho. Con la mano izquierda, agarra el pie izquierdo.

aṣṭau 8: exhala, toca la rodilla con el mentón (si es muy difícil, puedes tocar con la cabeza). Respira cinco veces.

nava 9: inhala, levanta la cabeza. Exhala.

daśa 10: inhala, levántate del suelo con las piernas cruzadas.

ekādaśa 11: exhala, salta hacia atrás a la cuarta posición *sūryanamaskāra*.

dvādaśa 12: inhala, toma la quinta posición *sūryanamaskāra*.

trayodaśa 13: exhala, toma la sexta posición de *sūryanamaskāra*.

caturdaśa 14: inhala, salta a una posición sentada, coloca la pierna izquierda en medio *padmāsana*, lleva la mano izquierda detrás de la espalda y agarra el dedo gordo izquierdo. Con la mano derecha, agarra el pie derecho.

pañcadaśa 15: exhala, toca la rodilla con el mentón (si es muy difícil, puedes tocar con la cabeza). Respira cinco veces.

śoḍaśa 16: inhala, levanta la cabeza. Exhala.

saptadaśa 17: inhala, levántate del suelo con las piernas cruzadas.

āṣṭadaśa 18: exhala, salta hacia atrás a la cuarta posición de *sūryanamaskāra*.

ekona viṁśatiḥ 19: inhala, toma la quinta posición de *sūryanamaskāra*.

viṁśatiḥ 20: exhala, toma la sexta posición de *sūryanamaskāra*.

TRIYAṄGAMUKHAIKAPĀDA PAŚCIMATTĀNĀSANA

PĀDĀGRE DṚṢṬI

22 VINYĀSA

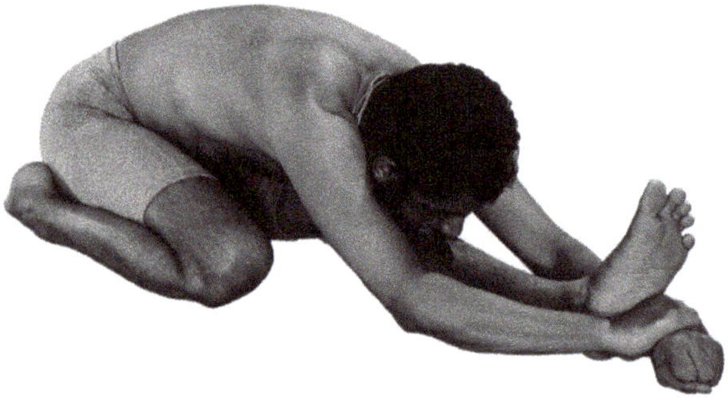

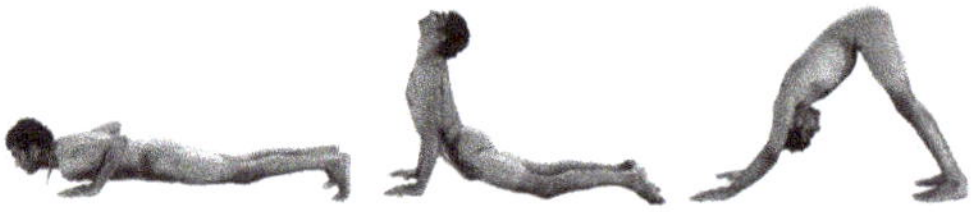

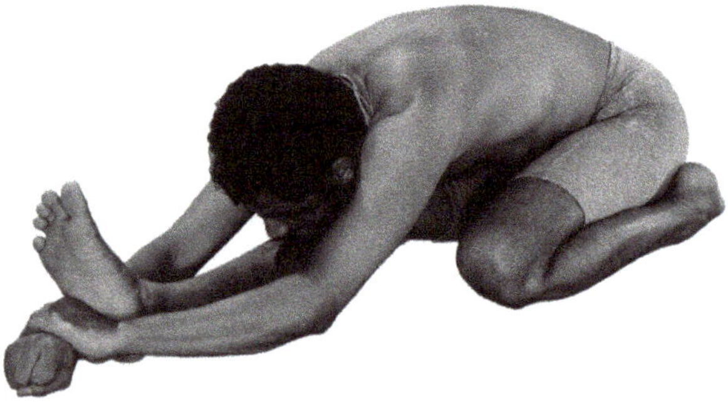

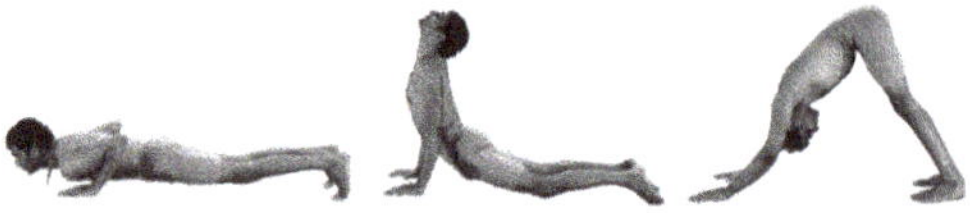

sapta 7: inhala, salta a una posición sentada y dobla la pierna derecha hacia atrás. Agarra el pie izquierdo con ambas manos y levanta la cabeza.

aṣṭau 8: exhala, toca la rodilla con el mentón. Respira cinco veces.

nava 9: inhala, levanta la cabeza. Exhala.

daśa 10: inhala, levántate del suelo con las piernas cruzadas.

ekādaśa 11: exhala, salta hacia atrás a la cuarta posición de *sūryanamaskāra*.

dvādaśa 12: inhala, toma la quinta posición de *sūryanamaskāra*.

trayodaśa 13: exhala, toma la sexta posición de *sūryanamaskāra*.

caturdaśa 14: inhala, salta a una posición sentada y dobla la pierna izquierda hacia atrás. Agarra el pie derecho con las dos manos y levanta la cabeza.

pañcadaśa 15: exhala, toca la rodilla con el mentón. Respira cinco veces.

śoḍaśa 16: inhala, levanta la cabeza. Exhala.

saptadaśa 17: inhala, levántate del suelo con las piernas cruzadas.

aṣṭādaśa 18: exhala, salta hacia atrás a la cuarta posición de *sūryanamaskāra*.

ekona viṁśatiḥ 19: inhala, toma la quinta posición de *sūryanamaskāra*.

viṁśatiḥ 20: exhala, toma la sexta posición de *sūryanamaskāra*.

JĀNUŚĪRṢĀSANA A

PĀDĀGRE DṚṢṬI

22 VINYĀSA

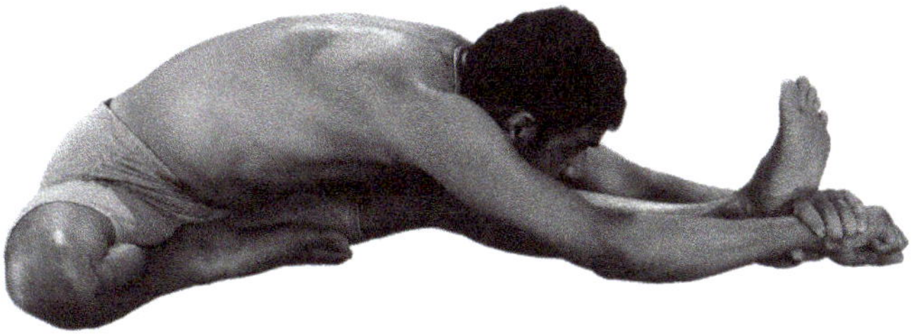

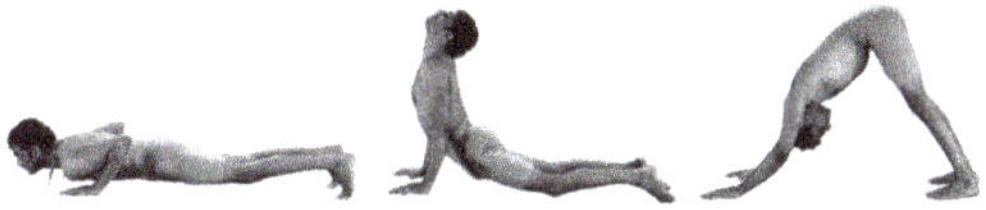

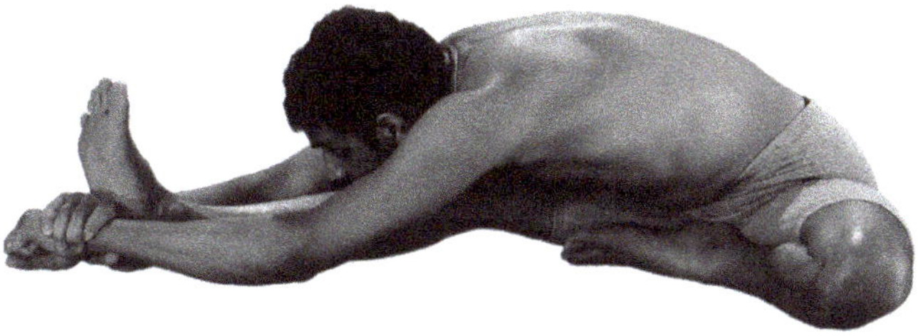

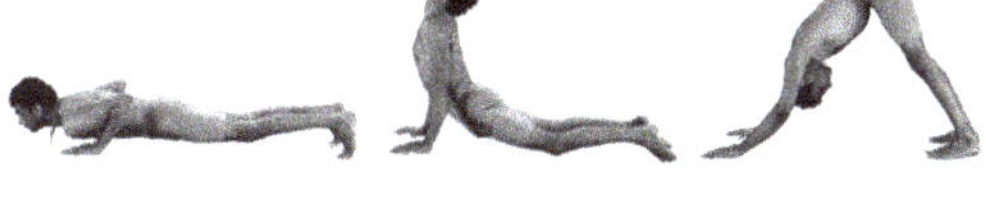

sapta 7: inhala, salta a una posición sentada y dobla la pierna derecha hacia el lado derecho. Agarra el pie izquierdo con ambas manos y levanta la cabeza.

aṣṭau 8: exhala, toca la rodilla con el mentón. Respira cinco veces.

nava 9: inhala, levanta la cabeza. Exhala.

daśa 10: inhala, levántate del suelo con las piernas cruzadas.

ekādaśa 11: exhala, salta hacia atrás a la cuarta posición de *sūryanamaskāra*.

dvādaśa 12: inhala, toma la quinta posición de *sūryanamaskāra*.

trayodaśa 13: exhala, toma la sexta posición de *sūryanamaskāra*.

caturdaśa 14: inhala, salta a una posición sentada y dobla la pierna izquierda hacia el lado izquierdo. Agarra el pie derecho con las dos manos y levanta la cabeza.

pañcadaśa 15: exhala, toca la rodilla con el mentón. Respira cinco veces.

śoḍaśa 16: inhala, levanta la cabeza. Exhala.

saptadaśa 17: inhala, levántate del suelo con las piernas cruzadas.

aṣṭādaśa 18: exhala, salta hacia atrás a la cuarta posición de *sūryanamaskāra*.

ekona viṁśatiḥ 19: inhala, toma la quinta posición de *sūryanamaskāra*.

viṁśatiḥ 20: exhala, toma la sexta posición de *sūryanamaskāra*.

JĀNUŚĪRṢĀSANA B

PĀDĀGRE DṚṢṬI

22 VINYĀSA

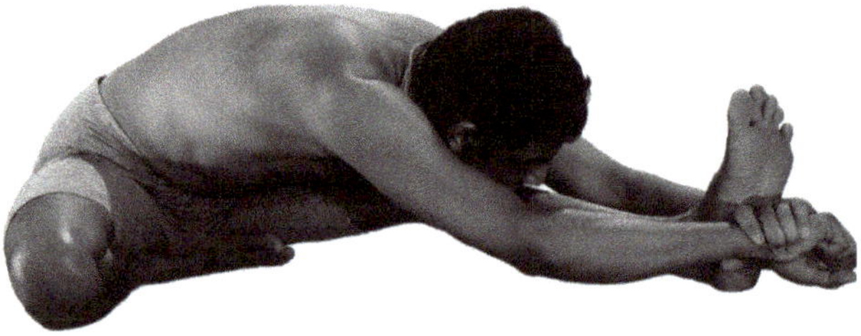

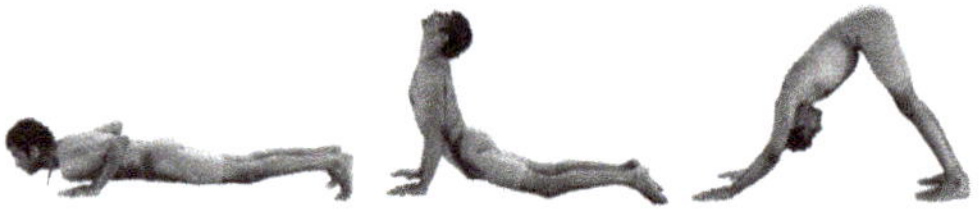

sapta 7: inhala, salta a una posición sentada, dobla la pierna derecha hacia el lado derecho y siéntate sobre el talón. El talón debería presionar el ano. Agarra el pie izquierdo con ambas manos y levanta la cabeza.

aṣṭau 8: exhala, toca la rodilla con el mentón. Respira cinco veces.

nava 9: inhala, levanta la cabeza. Exhala.

daśa 10: inhala, levántate del suelo con las piernas cruzadas.

ekādaśa 11: exhala, salta hacia atrás a la cuarta posición de ***sūryanamaskāra***.

dvādaśa 12: inhala, toma la quinta posición de ***sūryanamaskāra***.

trayodaśa 13: exhala, toma la sexta posición de ***sūryanamaskāra***.

caturdaśa 14: inhala, salta a una posición sentada, dobla la pierna izquierda hacia el lado izquierdo y siéntate sobre el talón. El talón debería presionar el ano. Agarra el pie derecho con ambas manos y levanta la cabeza.

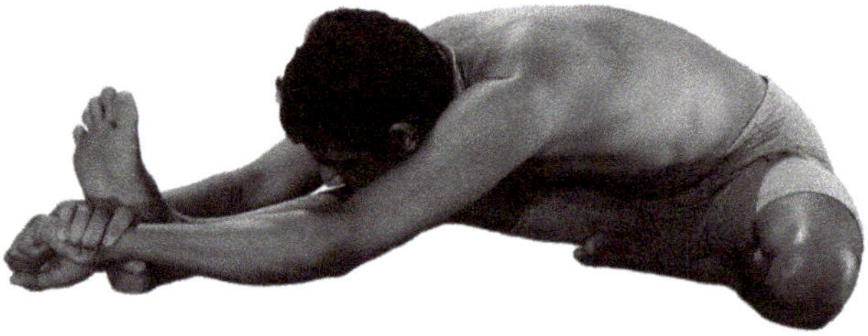

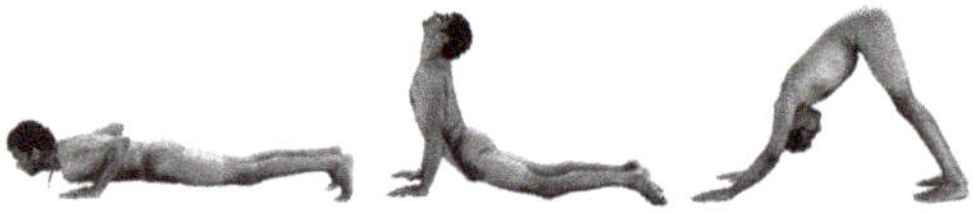

pañcadaśa 15: exhala, toca la rodilla con el mentón. Respira cinco veces.

śoḍaśa 16: inhala, levanta la cabeza. Exhala.

saptadaśa 17: inhala, levántate del suelo con las piernas cruzadas.

aṣṭādaśa 18: exhala, salta hacia atrás a la cuarta posición de ***sūryanamaskāra***.

ekona viṁśatiḥ 19:inhala, toma la quinta posición de ***sūryanamaskāra***.

viṁśatiḥ 20: exhala, toma la sexta posición de ***sūryanamaskāra***.

JĀNUŚĪRṢĀSANA C

PĀDĀGRE DṚṢṬI

22 VINYĀSA

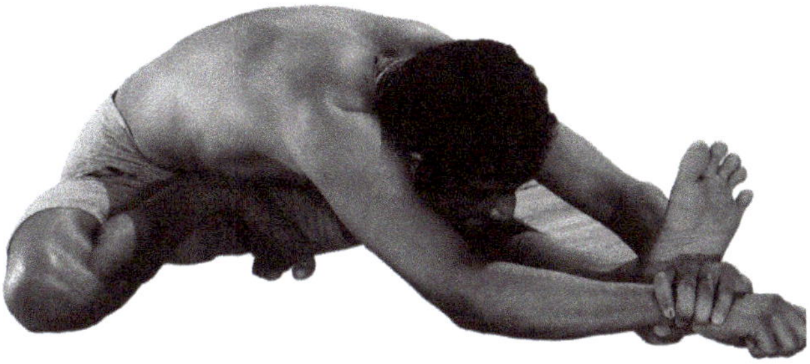

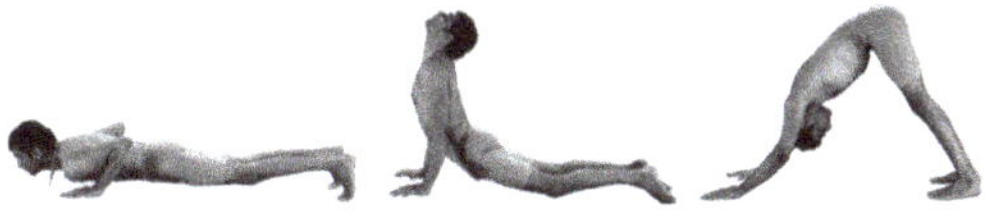

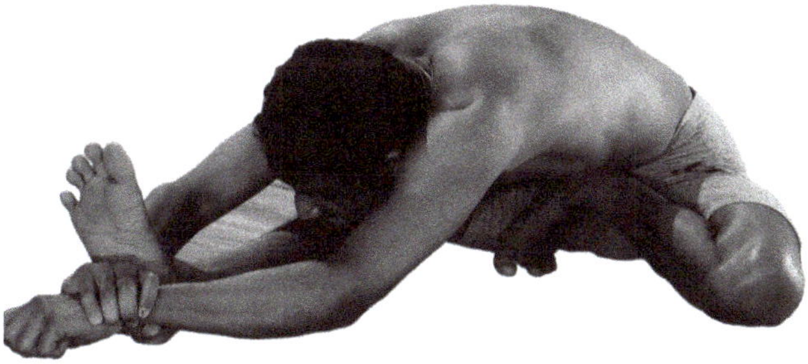

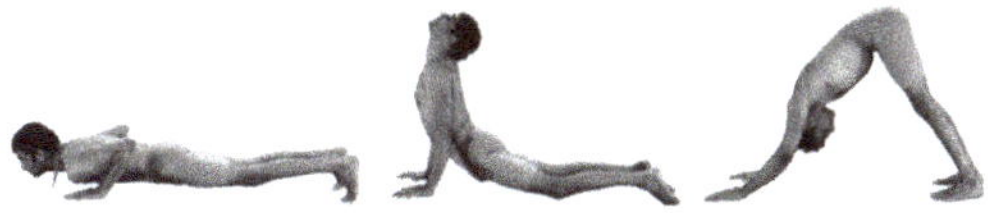

sapta 7: inhala, salta a una posición sentada, dobla la pierna derecha hacia el lado derecho mientras giras el pie derecho con el talón mirando hacia arriba. Agarra el pie izquierdo con ambas manos y levanta la cabeza.

aṣṭau 8: exhala, toca la rodilla con el mentón. Respira cinco veces.

nava 9: inhala, levanta la cabeza. Exhala.

daśa 10: inhala, levántate del suelo con las piernas cruzadas.

ekādaśa 11: exhala, salta hacia atrás a la cuarta posición de ***sūryanamaskāra***.

dvādaśa 12: inhala, toma la quinta posición de ***sūryanamaskāra***.

trayodaśa 13: exhala, toma la sexta posición de ***sūryanamaskāra***.

caturdaśa 14: inhala, salta a una posición sentada, dobla la pierna izquierda hacia el lado izquierdo mientras giras el pie izquierdo con el talón mirando hacia arriba. Agarra el pie derecho con ambas manos y levanta la cabeza.

pañcadaśa 15: exhala, toca la rodilla con el mentón. Respira cinco veces.

śoḍaśa 16: inhala, levanta la cabeza. Exhala.

saptadaśa 17: inhala, levántate del suelo con las piernas cruzadas.

aṣṭādaśa 18: exhala, salta hacia atrás a la cuarta posición de ***sūryanamaskāra***.

ekona viṁśatiḥ 19: inhala, toma la quinta posición de ***sūryanamaskāra***.

viṁśatiḥ 20: exhala, toma la sexta posición de ***sūryanamaskāra***.

MARĪCĀSANA A

PĀDĀGRE DṚṢṬI

22 VINYĀSA

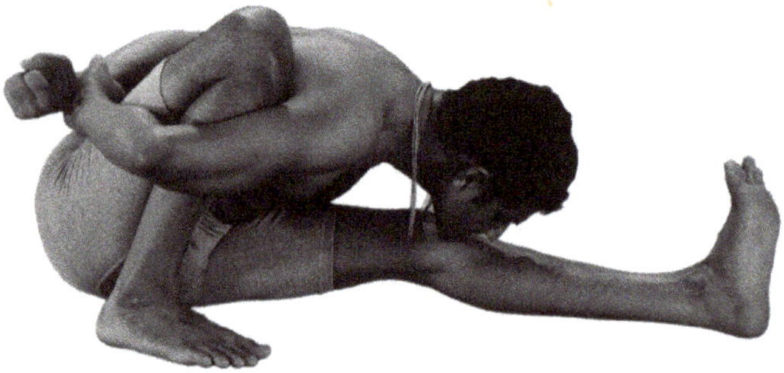

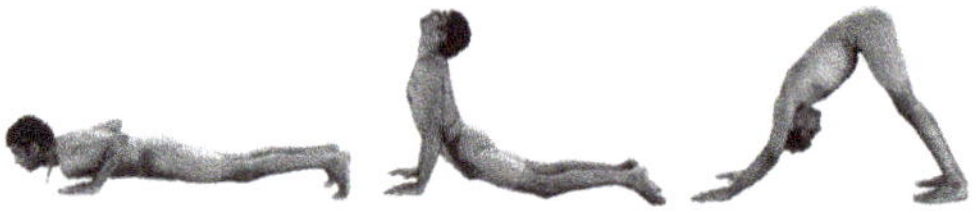

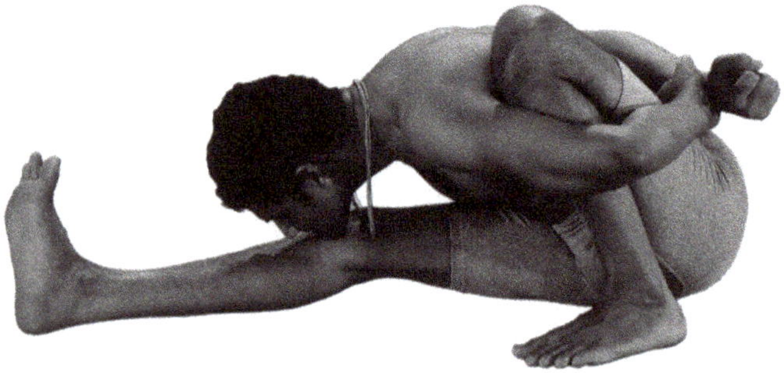

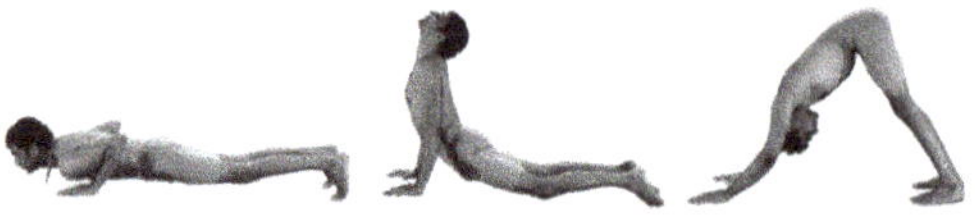

sapta 7: inhala, salta a una posición sentada, dobla la rodilla derecha. Lleva el brazo derecho alrededor de la pierna agarrando las manos detrás de la espalda.

aṣṭau 8: exhala, toca la rodilla con el mentón. Respira cinco veces.

nava 9: inhala, levanta la cabeza. Exhala.

daśa 10: inhala, levántate del suelo con las piernas cruzadas.

ekādaśa 11: exhala, salta hacia atrás a la cuarta posición de *sūryanamaskāra*.

dvādaśa 12: inhala, toma la quinta posición de *sūryanamaskāra*.

trayodaśa 13: exhala, toma la sexta posición de *sūryanamaskāra*.

caturdaśa 14: inhala, salta a una posición sentada, dobla la rodilla izquierda. Lleva el brazo izquierdo alrededor de la pierna agarrando las manos detrás de la espalda.

pañcadaśa 15: exhala, toca la rodilla con el mentón. Respira cinco veces.

śoḍaśa 16: inhala, levanta la cabeza. Exhala.

saptadaśa 17: inhala, levántate del suelo con las piernas cruzadas.

aṣṭādaśa 18: exhala, salta hacia atrás a la cuarta posición de *sūryanamaskāra*.

ekona viṁśatiḥ 19: inhala, toma la quinta posición de *sūryanamaskāra*.

viṁśatiḥ 20: exhala, toma la sexta posición de *sūryanamaskāra*.

MARĪCĀSANA B

NĀSĀGRE DṚṢṬI

22 VINYĀSA

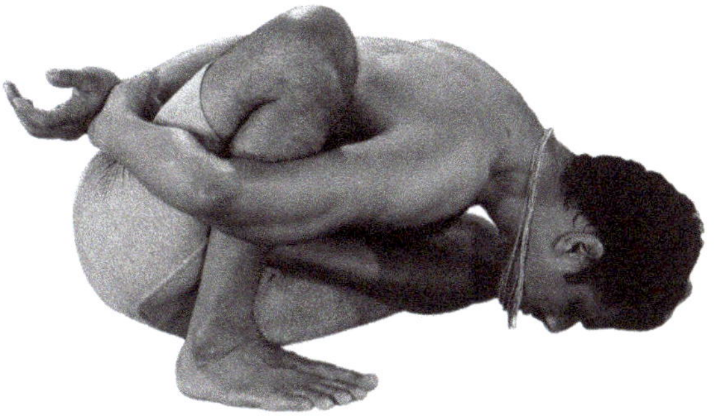

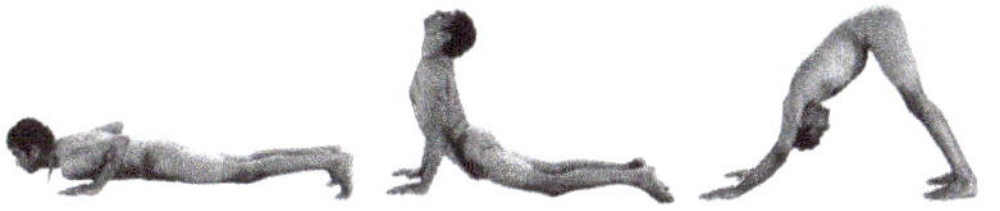

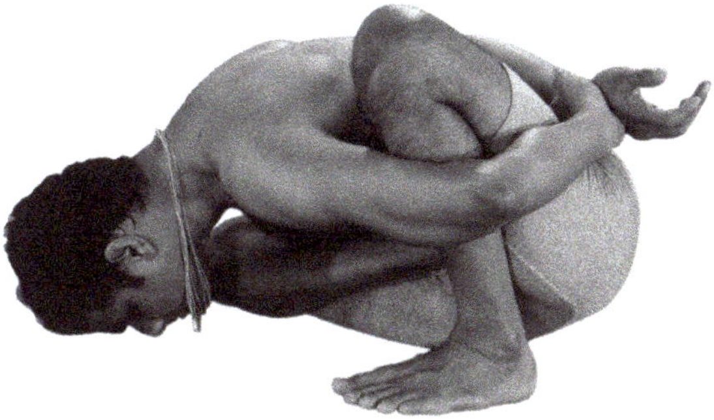

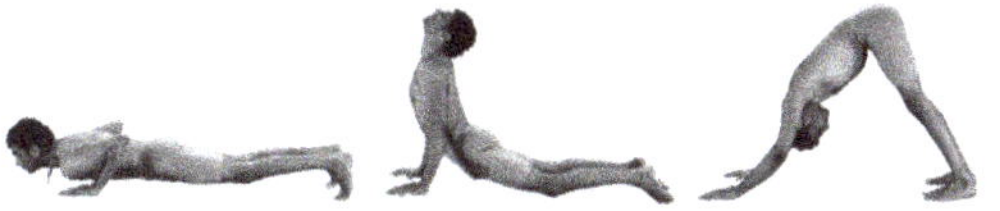

sapta 7: inhala, salta a una posición sentada. Coloca la pierna izquierda en medio *padmāsana*, dobla la rodilla derecha. Lleva el brazo derecho alrededor de la pierna agarrando las manos detrás de la espalda.

aṣṭau 8: exhala, toca el suelo con la nariz o el mentón. Respira cinco veces.

nava 9: inhala, levanta la cabeza. Exhala.

daśa 10: inhala, levántate del suelo con las piernas cruzadas.

ekādaśa 11: exhala, salta hacia atrás a la cuarta posición de *sūryanamaskāra*.

dvādaśa 12: inhala, toma la quinta posición de *sūryanamaskāra*.

trayodaśa 13: exhala, toma la sexta posición de *sūryanamaskāra*.

caturdaśa 14: inhala, salta a una posición sentada. Coloca la pierna derecha en medio *padmāsana*, dobla la rodilla izquierda. Lleva el brazo izquierdo alrededor de la pierna agarrando las manos detrás de la espalda.

pañcadaśa 15: exhala, toca el suelo con la nariz o el mentón. Respira cinco veces.

ṣoḍaśa 16: inhala, levanta la cabeza. Exhala.

saptadaśa 17: inhala, levántate del suelo con las piernas cruzadas.

aṣṭādaśa 18: exhala, salta hacia atrás a la cuarta posición de *sūryanamaskāra*.

ekona viṁśatiḥ 19: inhala, toma la quinta posición de *sūryanamaskāra*.

viṁśatiḥ 20: exhala, toma la sexta posición de *sūryanamaskāra*.

MARĪCĀSANA C

PARŚVAYOḤ DṚṢṬI

18 VINYĀSA

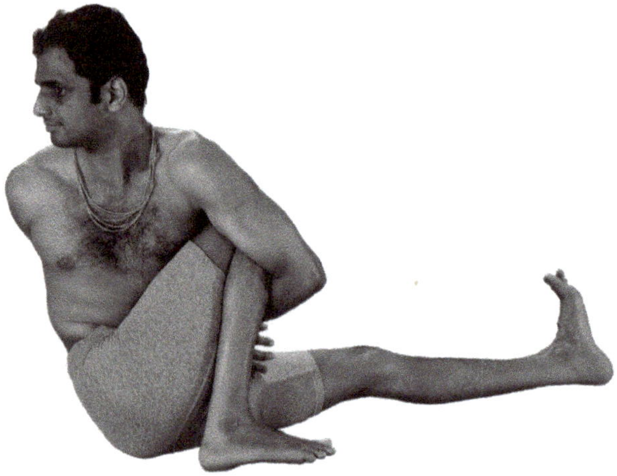

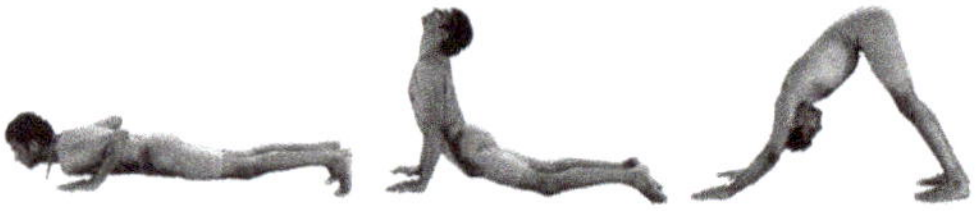

sapta 7: inhala, salta a una posición sentada. Dobla la rodilla derecha, gira el torso hacia el lado derecho y lleva el brazo izquierdo alrededor de la rodilla derecha. Agarra las manos detrás de la espalda. Respira cinco veces.

aṣṭau 8: inhala, levántate del suelo con las piernas cruzadas.

nava 9: exhala, salta hacia atrás a la cuarta posición de ***sūryanamaskāra***.

daśa 10: inhala, toma la quinta posición de ***sūryanamaskāra***.

ekādaśa 11: exhala, toma la sexta posición de ***sūryanamaskāra***.

dvādaśa 12: inhala, salta a una posición sentada. Dobla la rodilla izquierda, gira el torso hacia el lado izquierdo y lleva el brazo derecho alrededor de la rodilla izquierda. Agarra las manos detrás de la espalda. Respira cinco veces.

trayodaśa 13: inhala, levántate del suelo con las piernas cruzadas.

caturdaśa 14: exhala, salta hacia atrás a la cuarta posición de ***sūryanamaskāra***.

pañcadaśa 15: inhala, toma la quinta posición de ***sūryanamaskāra***.

śoḍaśa 16: exhala, toma la sexta posición de ***sūryanamaskāra***.

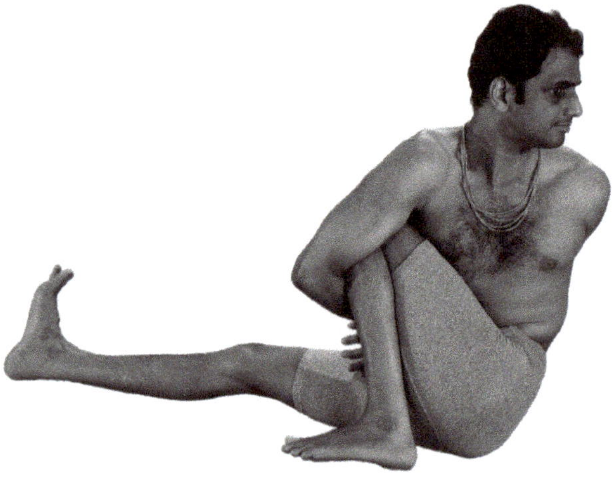

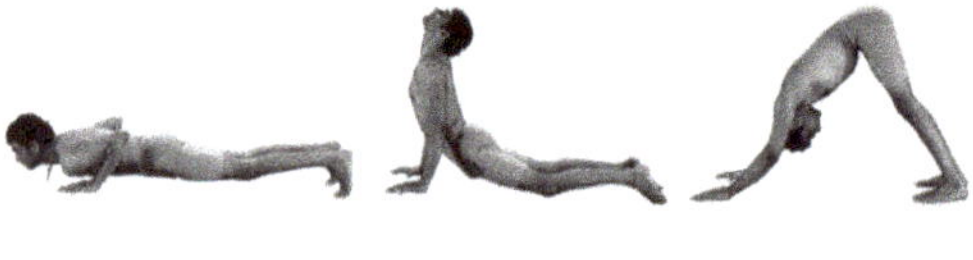

MARĪCĀSANA D

PARŚVAYOḤ DṚṢṬI

18 VINYĀSA

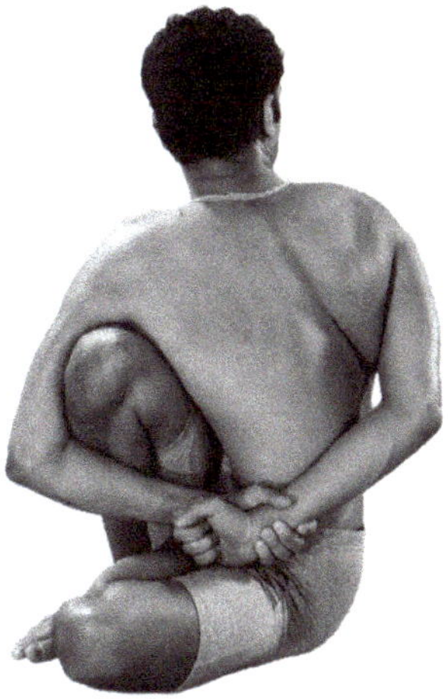

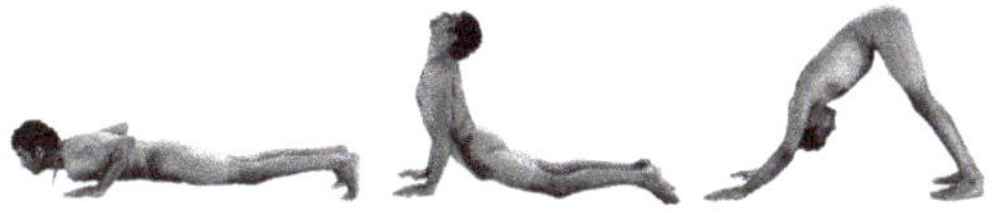

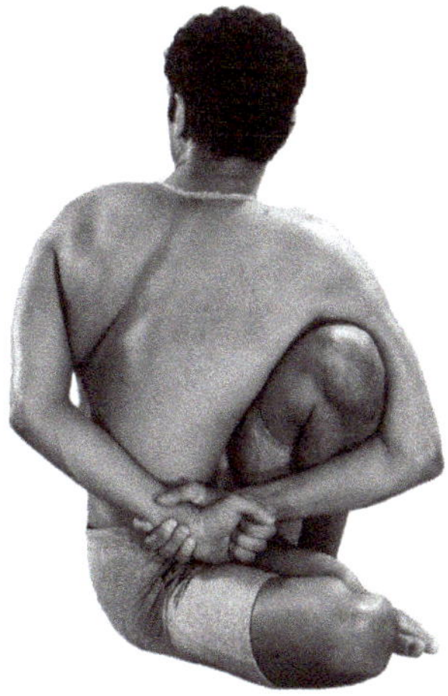

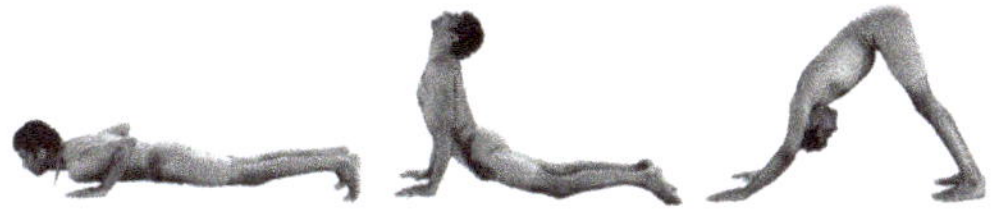

sapta 7: inhala, salta a una posición sentada. Coloca la pierna izquierda en medio *padmāsana*, dobla la rodilla derecha, gira el torso hacia el lado derecho y lleva el brazo izquierdo alrededor de la rodilla derecha. Agarra las manos detrás de la espalda. Respira cinco veces.

aṣṭau 8: inhala, levántate del suelo con las piernas cruzadas.

nava 9: exhala, salta hacia atrás a la cuarta posición de *sūryanamaskāra*.

daśa 10: inhala, toma la quinta posición de *sūryanamaskāra*.

ekādaśa 11: exhala, toma la sexta posición de *sūryanamaskāra*.

dvādaśa 12: inhala, salta a una posición sentada. Coloca la pierna derecha en medio *padmāsana*, dobla la rodilla izquierda, gira el torso hacia el lado izquierdo y lleva el brazo derecho alrededor de la rodilla izquierda. Agarra las manos detrás de la espalda. Respira cinco veces.

trayodaśa 13: inhala, levántate del suelo con las piernas cruzadas.

caturdaśa 14: exhala, salta hacia atrás a la cuarta posición de *sūryanamaskāra*.

pañcadaśa 15: inhala, toma la quinta posición de *sūryanamaskāra*.

ṣoḍaśa 16: exhala, toma la sexta posición de *sūryanamaskāra*.

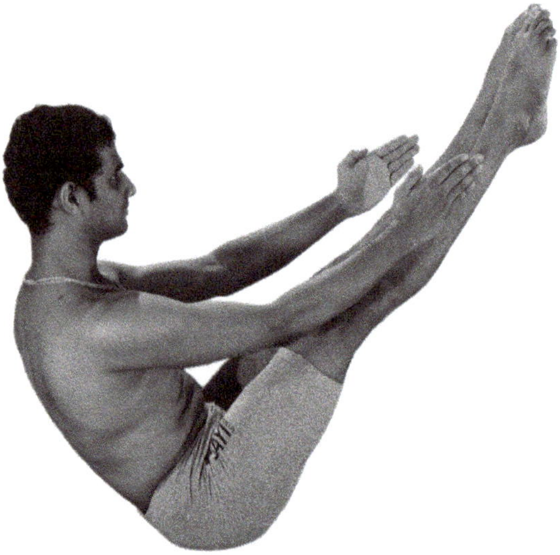

NĀVĀSANA

PĀDĀGRE DṚṢṬI

13 VINYĀSA

sapta 7: inhala, salta a una posición sentada. Levanta las piernas estiradas del suelo, mantén los brazos derechos. Respira cinco veces.

aṣṭau 8: inhala, levántate del suelo con las piernas cruzadas. Exhala, baja. Repite las séptima y octava *vinyāsa* de este *āsana* cuatro veces más.

nava 9: exhala, salta hacia atrás a la cuarta posición de *sūryanamaskāra*.

daśa 10: inhala, toma la quinta posición de *sūryanamaskāra*.

ekādaśa 11: exhala, toma la sexta posición de *sūryanamaskāra*.

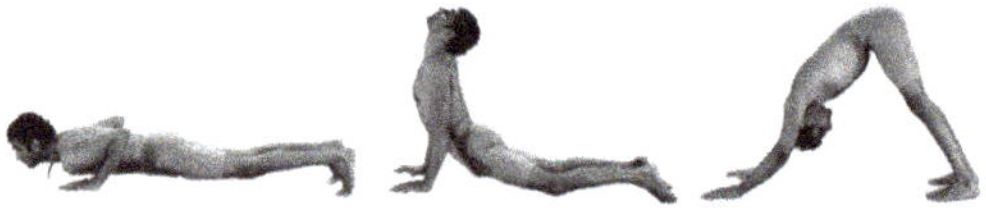

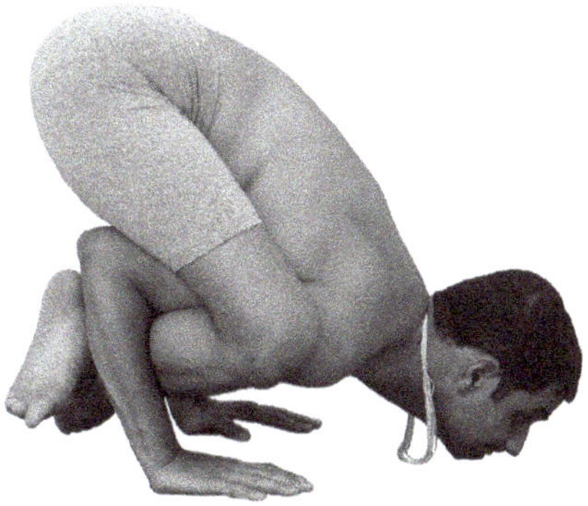

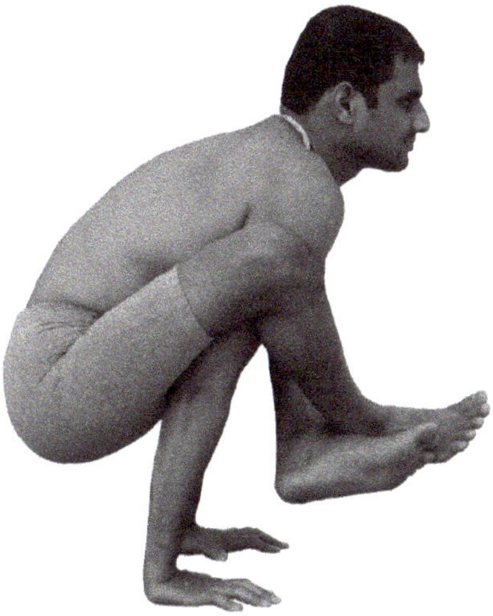

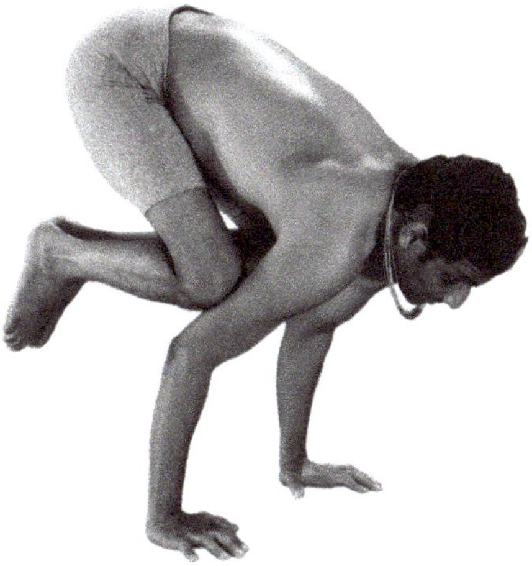

BHUJAPĪḌĀSANA

NĀSĀGRE DṚṢṬI

15 VINYĀSA

sapta 7: inhala, salta y envuelve las piernas alrededor de los brazos. Cruza los pies delante de ti con el pie derecho encima del izquierdo.

aṣṭau 8: exhala, coloca la cabeza o el mentón en el suelo. Respira cinco veces.

nava 9: inhala, levanta la cabeza o el mentón del suelo. Exhala.

daśa 10: inhala, toma la posición de ***bakāsana*** llevando las piernas hacia atrás, metiendo las rodillas en las axilas y juntando los talones.

ekādaśa 11: exhala, salta hacia atrás a la cuarta posición de *sūryanamaskāra*.

dvādaśa 12: inhala, toma la quinta posición de *sūryanamaskāra*.

trayodaśa 13: exhala, toma la sexta posición de *sūryanamaskāra*.

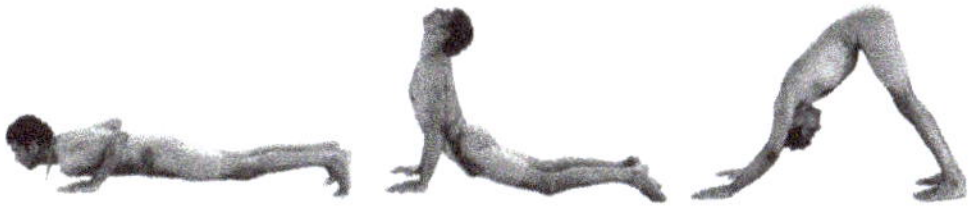

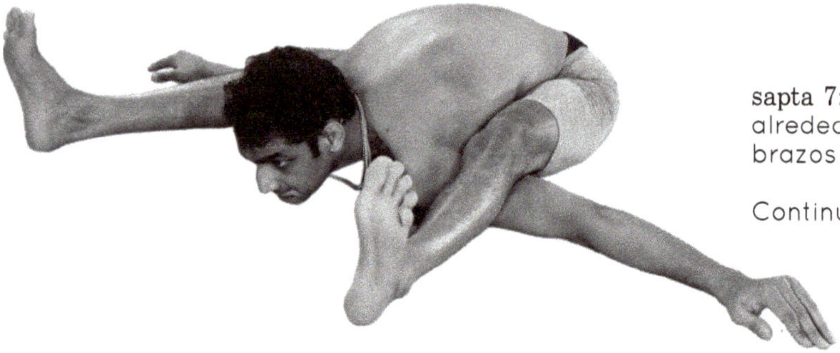

KŪRMĀSANA

NĀSĀGRE DṚṢṬI

14 VINYĀSA

sapta 7: inhala, salta y coloca las piernas alrededor de los brazos. Baja y endereza los brazos y las piernas. Respira cinco veces.

Continúa al siguiente *āsana*.

SUPTAKŪRMĀSANA

NĀSĀGRE DṚṢṬI

16 VINYĀSA

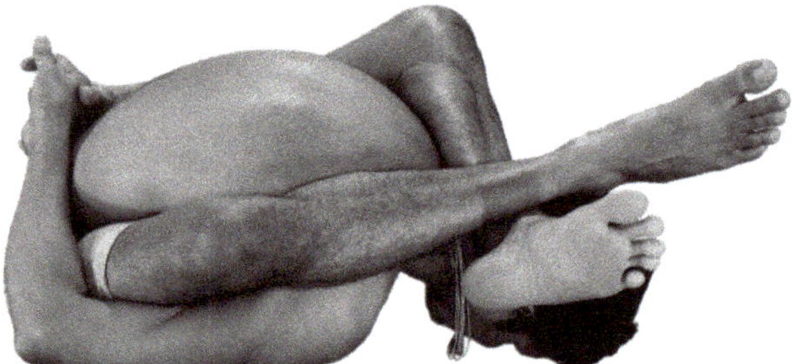

Este *āsana* se realiza a continuación del anterior, desde el séptimo *vinyāsa*.

aṣṭau 8: exhala, lleva los brazos detrás de la espalda y agarra las manos.

nava 9: inhala, cruza los pies y, si es posible, llévalos detrás de la cabeza. La pierna derecha debería estar encima de la izquierda. Respira cinco veces.

daśa 10: inhala, levante. Exhala.

ekādaśa 11: inhala, lleva las piernas a la posición de *bakāsana*.

dvādaśa 12: exhala, salta hacia atrás a la cuarta posición de *sūryanamaskāra*.

trayodaśa 13: inhala, toma la quinta posición de *sūryanamaskāra*.

caturdaśa 14: exhala, toma la sexta posición de *sūryanamaskāra*.

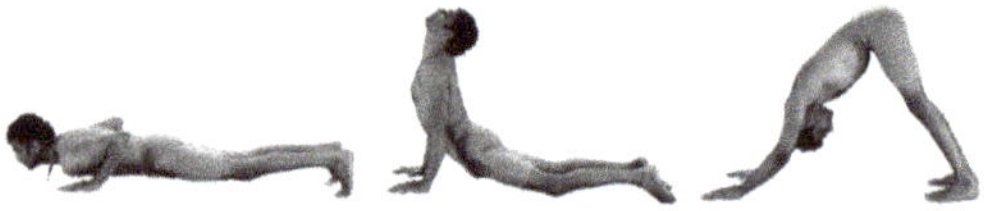

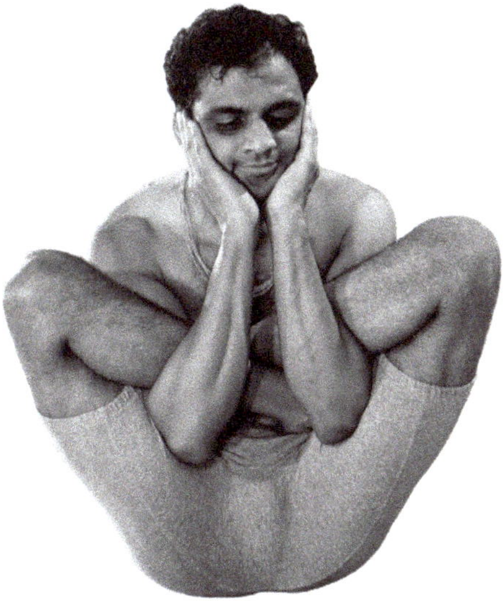

GARBHAPIṆḌĀSANA

NĀSĀGRE DṚṢṬI

16 VINYĀSA

sapta 7: inhala, salta a una posición sentada. Exhala.

aṣṭau 8: inhala, toma la posición de *padmāsana*, pasa los brazos a través de las piernas, coloca las manos sobre las orejas. Respira cinco veces.

nava 9: exhala, rueda hacia atrás sobre la espalda. Inhala, rueda hacia arriba. Haz esto entre cinco y siete veces mientras giras en círculo en el sentido de las agujas del reloj.

Continúa al siguiente *āsana.*

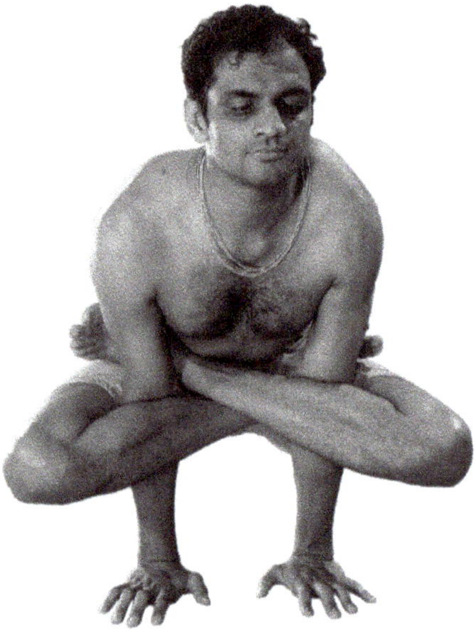

KUKKUṬĀSANA

NĀSĀGRE DṚṢṬI

15 VINYĀSA

Este *āsana* se realiza a continuación del anterior.

nava 9: inhala, levántate sobre las manos y permanece en equilibrio. Respira cinco veces. Exhala, baja.

daśa 10: inhala, levante en *padmāsana* o con las piernas cruzadas.

ekādaśa 11: exhala, salta hacia atrás a la cuarta posición de *sūryanamaskāra*.

dvādaśa 12: inhala, toma la quinta posición de *sūryanamaskāra*.

trayodaśa 13: exhala, toma la sexta posición de *sūryanamaskāra*.

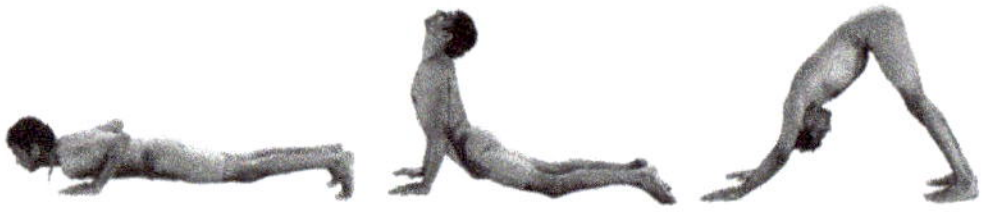

BADDHAKOṆĀSANA

NĀSĀGRE DṚṢṬI

17 VINYĀSA

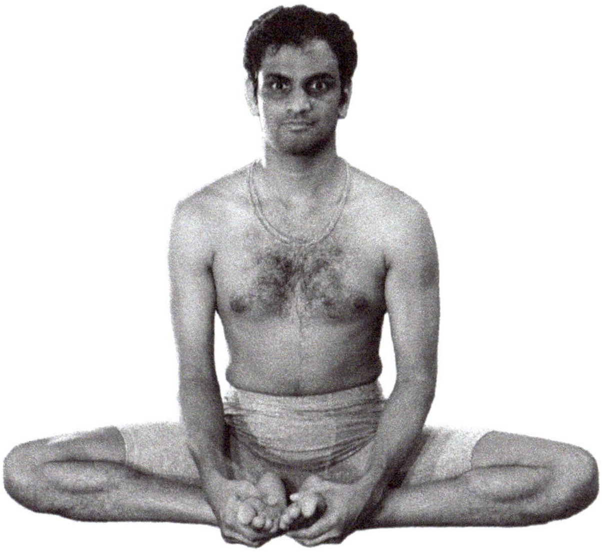

sapta 7: inhala, salta a una posición sentada. Juntando los pies, acerca los talones hacia la pelvis, dobla las piernas hacia los lados y abre los pies con las manos.

aṣṭau 8: exhala, coloca el mentón en el suelo. Respira cinco veces.

nava 9: inhala, regresa a una posición sentada.

daśa 10: exhala, lleva la cabeza a los dedos de los pies. Respira cinco veces.

ekādaśa 11: inhala, levanta la cabeza. Exhala.

dvādaśa 12: inhala, levántate del suelo con las piernas cruzadas.

trayodaśa 13: exhala, salta hacia atrás a la cuarta posición de *sūryanamaskāra*.

caturdaśa 14: inhala, toma la quinta posición de *sūryanamaskāra*.

pañcadaśa 15: exhala, toma la sexta posición de *sūryanamaskāra*.

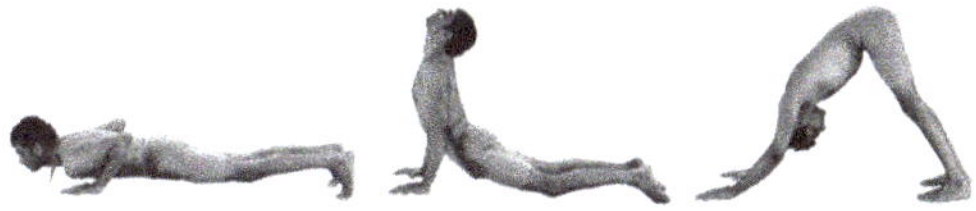

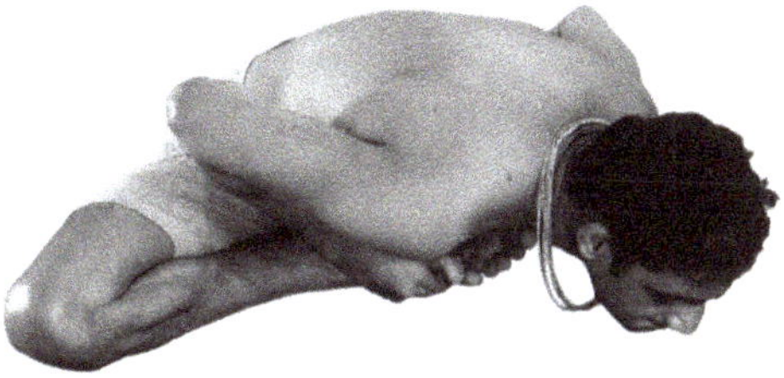

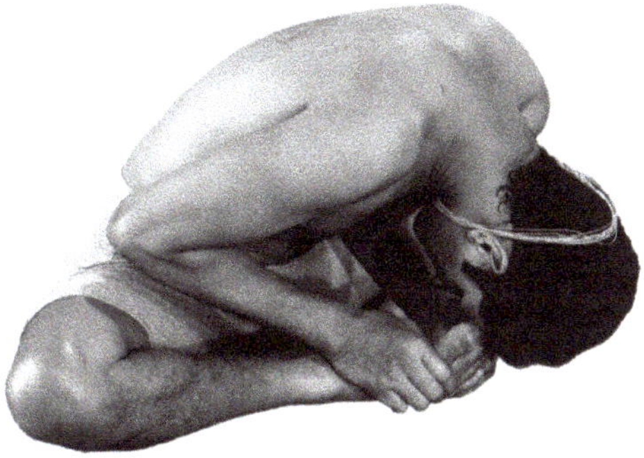

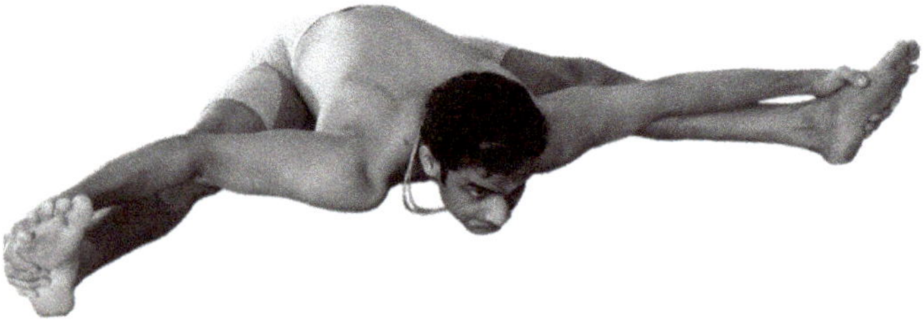

UPAVIṢṬHAKOṆĀSANA A

NĀSĀGRE DṚṢṬI

15 VINYĀSA

sapta 7: inhala, salta a una posición sentada. Separa las piernas, agarra los talones con las manos, y levanta la cabeza.

aṣṭau 8: exhala, coloca el mentón en el suelo. Respira cinco veces.

Continúa al siguiente *āsana*.

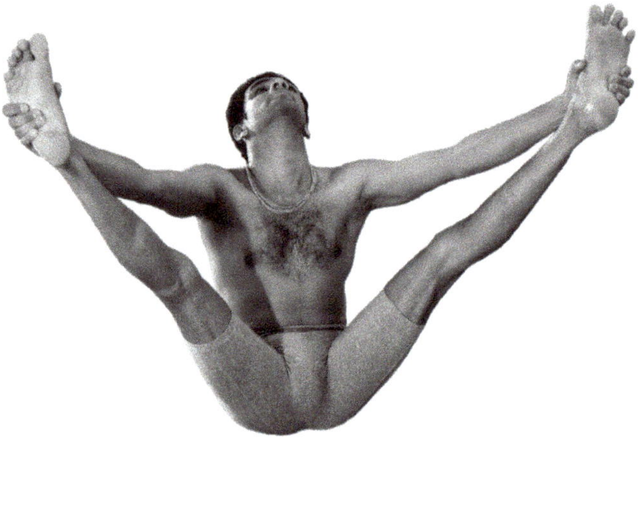

UPAVIṢṬHAKOṆĀSANA B

ŪRDHVE DṚṢṬI

16 VINYĀSA

Este *āsana* se realiza a continuación del anterior, desde el octavo *vinyāsa*.

nava 9: inhala, levanta la cabeza. Exhala.

daśa 10: inhala, levanta ambas piernas y permanece en equilibrio. Respira cinco veces.

ekādaśa 11: inhala, levántate del suelo con las piernas cruzadas.

dvādaśa 12: exhala, salta hacia atrás a la cuarta posición de *sūryanamaskāra*.

trayodaśa 13: inhala, toma la quinta posición de *sūryanamaskāra*.

caturdaśa 14: exhala, toma la sexta posición de *sūryanamaskāra*.

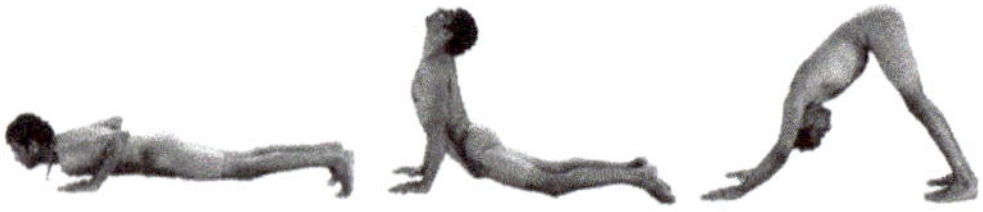

SUPTAKOṆĀSANA

NĀSĀGRE DṚṢṬI

16 VINYĀSA

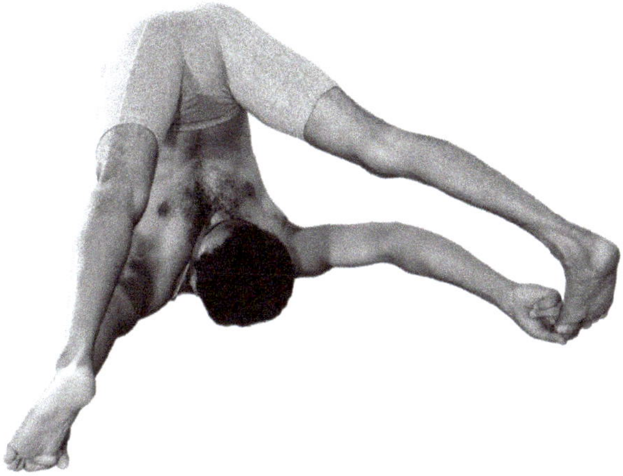

sapta 7: inhala, salta a una posición sentada y acuéstate. Exhala.

aṣṭau 8: inhala, lleva ambas piernas sobre la cabeza, separa las piernas, y agarra los dedos gordos de los pies. Respira cinco veces.

nava 9: inhala, rueda hacia arriba mientras agarras los dedos gordos. Exhala. Continúa rodando hasta que las piernas lleguen al suelo y coloca el mentón en el suelo.

daśa 10: inhala, levanta la cabeza. Exhala.

ekādaśa 11: inhala, levántate del suelo con las piernas cruzadas.

dvādaśa 12: exhala, salta hacia atrás a la cuarta posición de *sūryanamaskāra*.

trayodaśa 13: inhala, toma la quinta posición de *sūryanamaskāra*.

caturdaśa 14: exhala, toma la sexta posición de *sūryanamaskāra*.

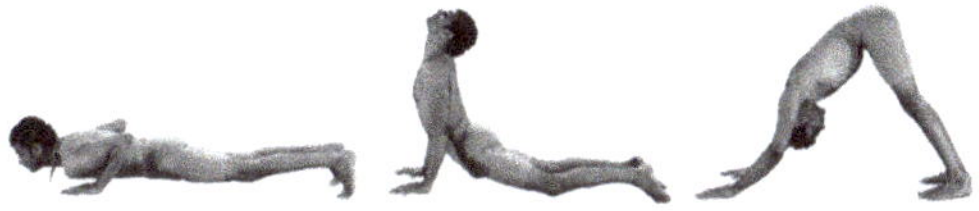

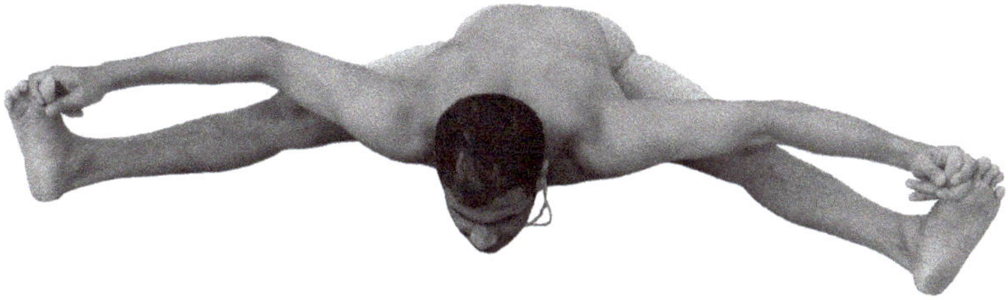

SUPTAPĀDĀṄGUṢṬHĀSANA

PĀDĀGRE Y PARŚVAYOḤ DṚṢṬI

28 VINYĀSA

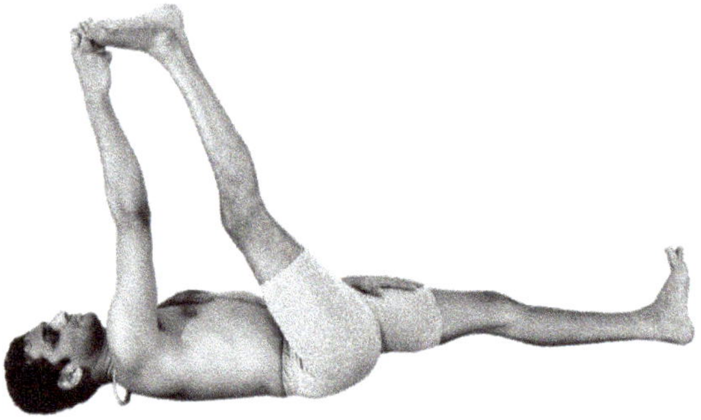

sapta 7: inhala, salta a una posición sentada y acuéstate. Exhala.

aṣṭau 8: inhala, agarra el dedo gordo derecho con la mano derecha mientras mantienes ambas piernas estiradas.

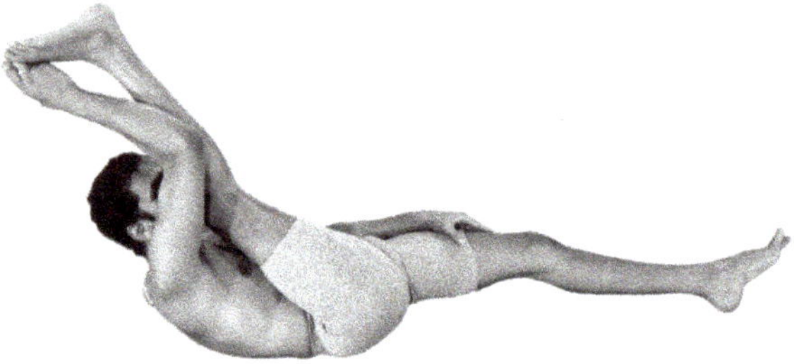

nava 9: exhala, toca la rodilla con el mentón. Respira cinco veces.

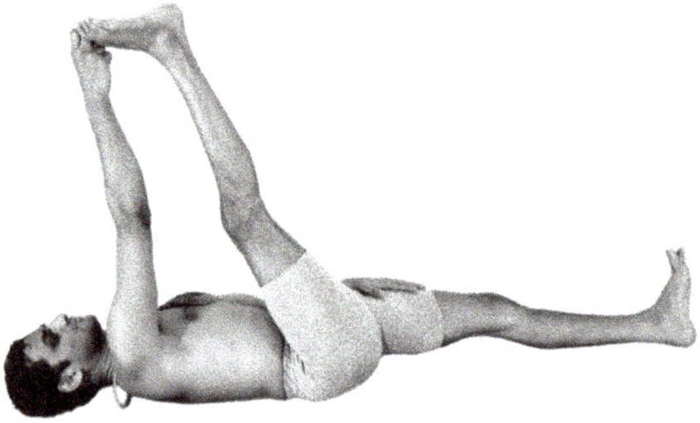

daśa 10: inhala, baja la cabeza al suelo.

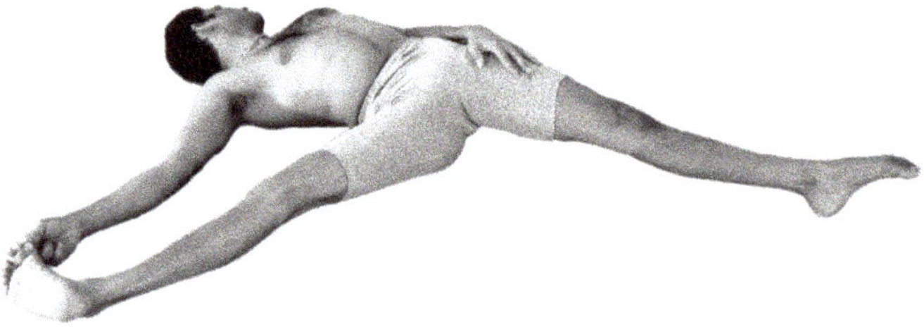

ekādaśa 11: exhala, lleva la pierna derecha hacia el lado derecho, mira hacia la izquierda. Respira cinco veces.

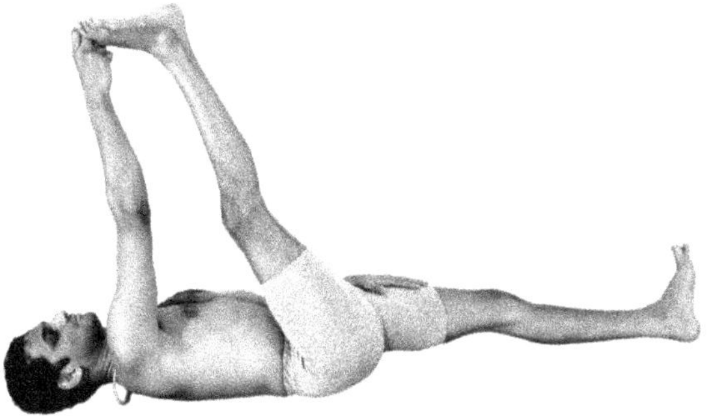

dvādaśa 12: inhala, lleva la pierna derecha hacia el centro otra vez.

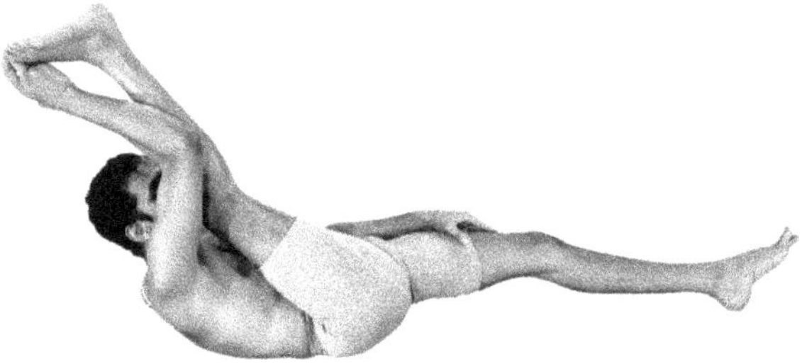

trayodaśa 13: exhala, toca la rodilla con el mentón.

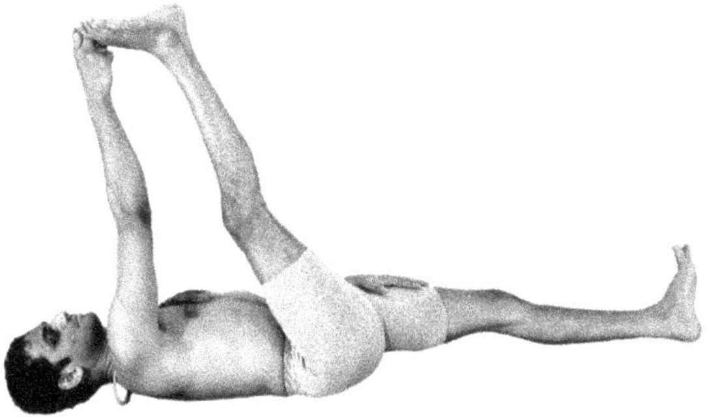

caturdaśa 14: inhala, baja la cabeza al suelo.

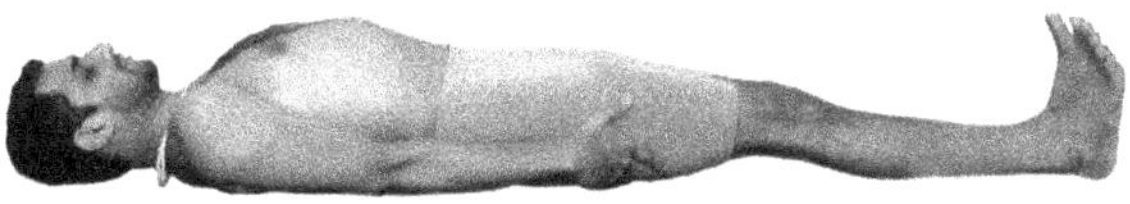

pañcadaśa 15: exhala, suelta el dedo gordo derecho y baja la pierna derecha al suelo.

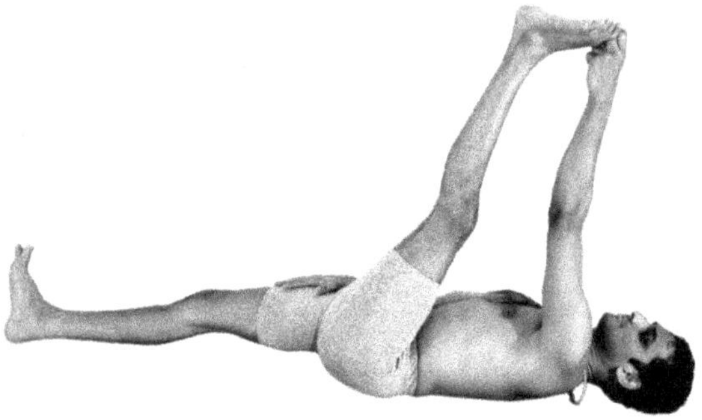

śoḍaśa 16: inhala, agarra el dedo gordo izquierdo con la mano izquierda mientras mantienes las dos piernas estiradas.

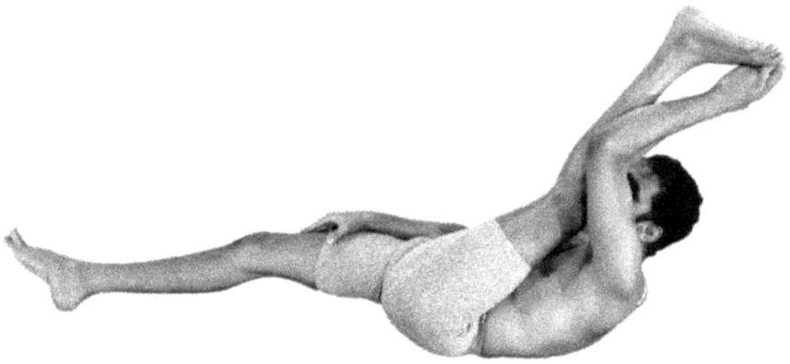

saptadaśa 17: exhala, toca la rodilla con el mentón. Respira cinco veces.

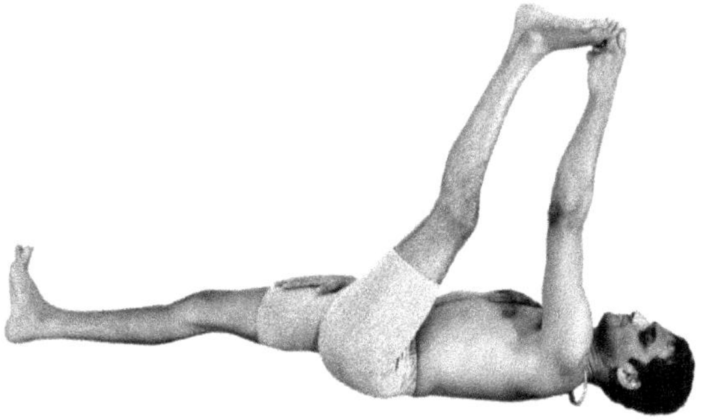

aṣṭādaśa 18: inhala, baja la cabeza al suelo.

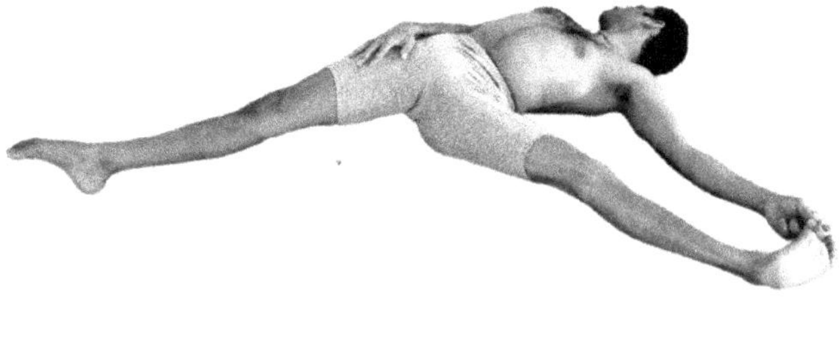

ekona viṁśatiḥ 19: exhala, lleva la pierna izquierda hacia el lado izquierdo, mira hacia la derecha. Respira cinco veces.

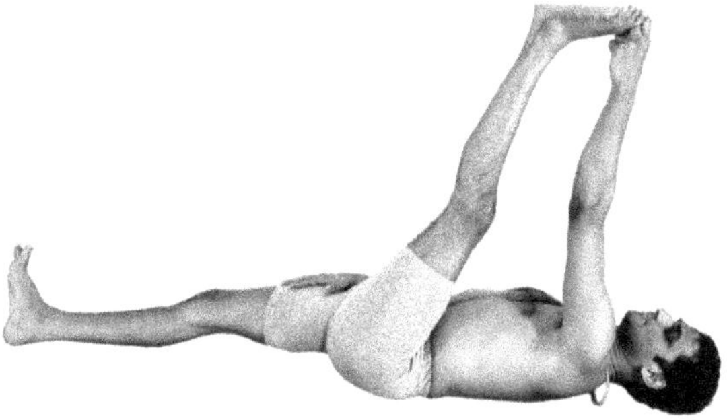

viṁśatiḥ 20: inhala, lleva la pierna izquierda hacia el centro otra vez.

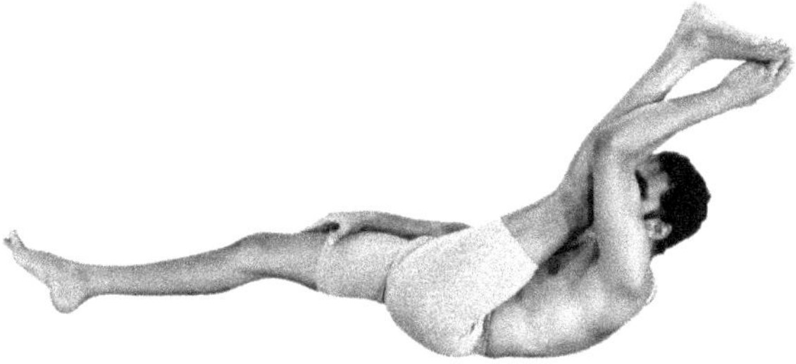

eka viṁśatiḥ 21: exhala, toca la rodilla con el mentón.

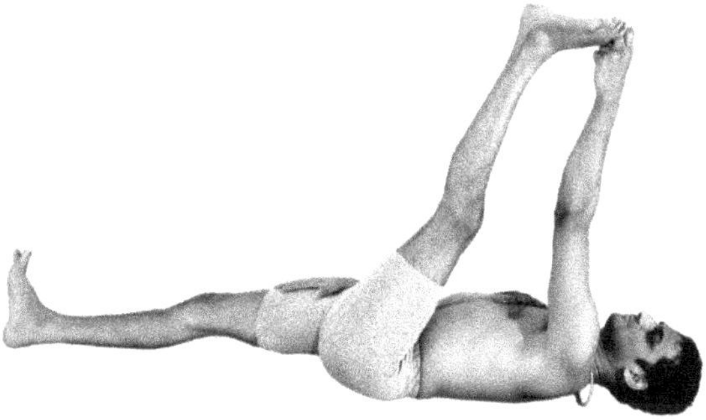

dvā viṁśatiḥ 22: inhala, baja la cabeza al suelo.

trayo viṁśatiḥ 23: exhala, suelta el dedo gordo izquierdo y baja la pierna izquierda al suelo.

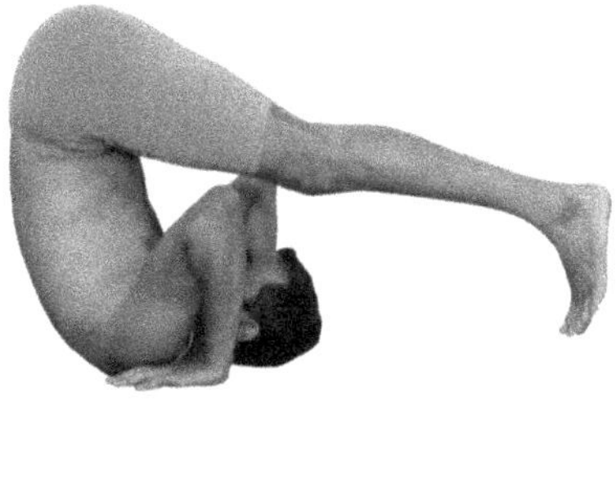

catur viṁśatiḥ 24: inhala, lleva los pies por encima de la cabeza y rueda hacia atrás a la cuarta posición de *sūryanamaskāra*. Este movimiento de rodar hacia atrás se llama *cakrāsana*.

pañca viṁśatiḥ 25: inhala, toma la quinta posición de *sūryanamaskāra*.

sat viṁśatiḥ 26: exhala, toma la sexta posición de *sūryanamaskāra*.

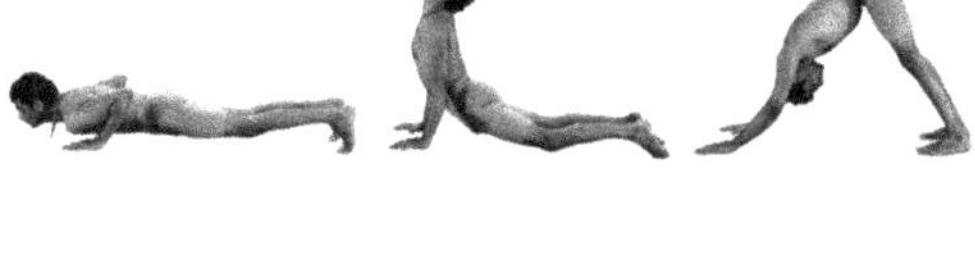

UBHAYAPĀDĀṄGUṢṬHASANA

ŪRDHVA DṚṢṬI

15 VINYĀSA

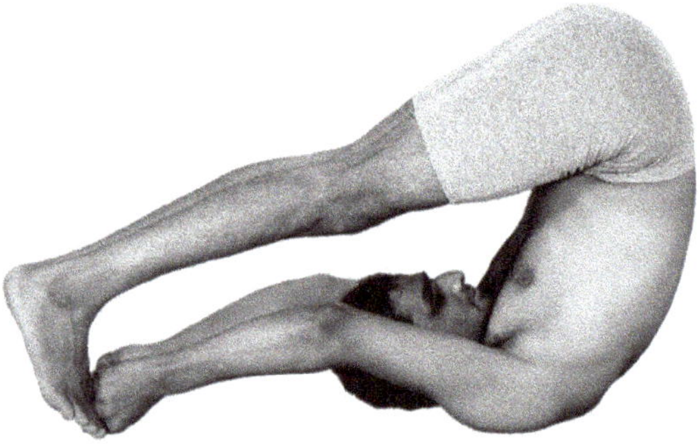

sapta 7: inhala, salta a una posición sentada y acuéstate. Exhala.

aṣṭau 8: inhala, lleva las dos piernas por encima de la cabeza, agarra los dedos gordos. Exhala.

nava 9: inhala, rueda hacia arriba con las piernas estiradas y mira hacia arriba. Respira cinco veces.

daśa 10: inhala, levántate del suelo con las piernas cruzadas.

ekādaśa 11: exhala, salta hacia atrás a la cuarta posición de *sūryanamaskāra*.

dvādaśa 12: inhala, toma la quinta posición de *sūryanamaskāra*.

trayodaśa 13: exhala, toma la sexta posición de *sūryanamaskāra*.

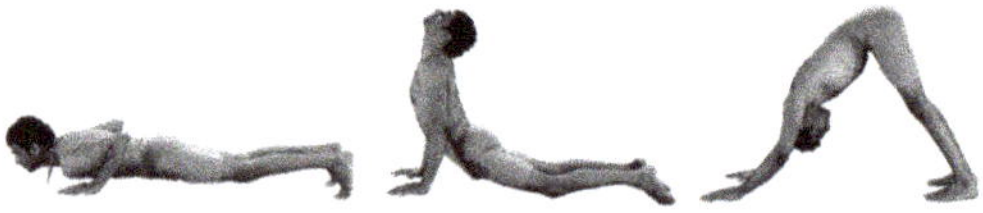

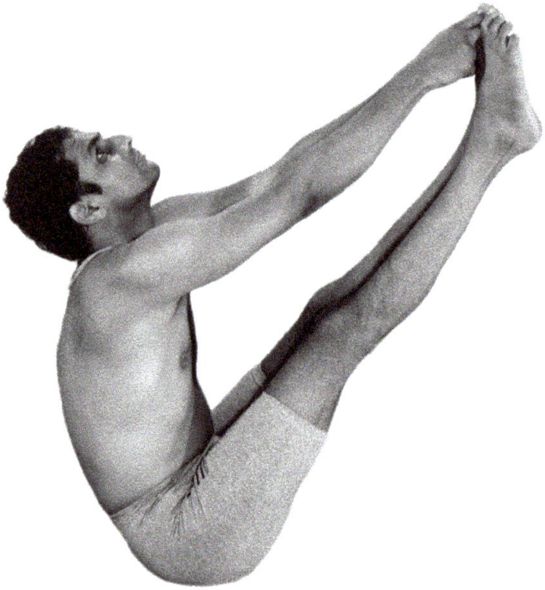

ŪRDHVAMUKHA PAŚCIMATTĀNĀSANA

PĀDĀGRE DṚṢṬI

17 VINYĀSA

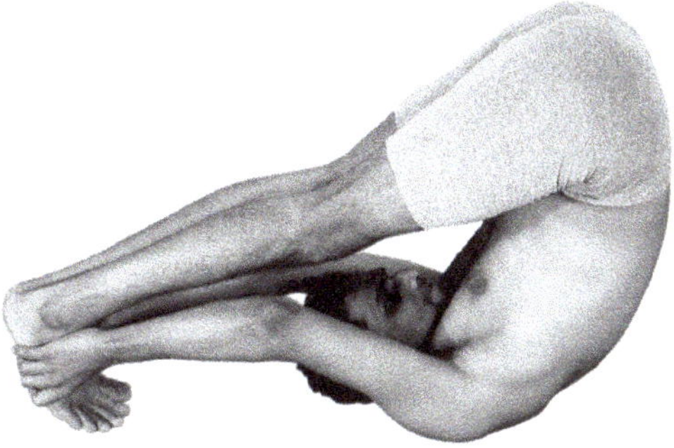

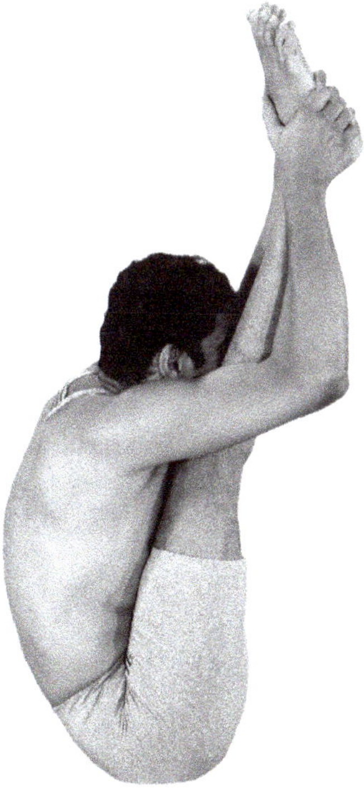

sapta 7: inhala, salta a una posición sentada y acuéstate. Exhala.

aṣṭau 8: inhala, lleva las dos piernas por encima de la cabeza, agarra los talones. Exhala.

nava 9: inhala, rueda hacia arriba con las piernas estiradas.

daśa 10: exhala, toca las rodillas con el mentón . Respira cinco veces.

ekādaśa 11: inhala, estira los brazos, lleva la cabeza hacia atrás, exhala.

dvādaśa 12: inhala, levántate del suelo con las piernas cruzadas.

trayodaśa 13: exhala, salta hacia atrás a la cuarta posición de ***sūryanamaskāra***.

caturdaśa 14: inhala, toma la quinta posición de ***sūryanamaskāra***.

pañcadaśa 15: exhala, toma la sexta posición de ***sūryanamaskāra***.

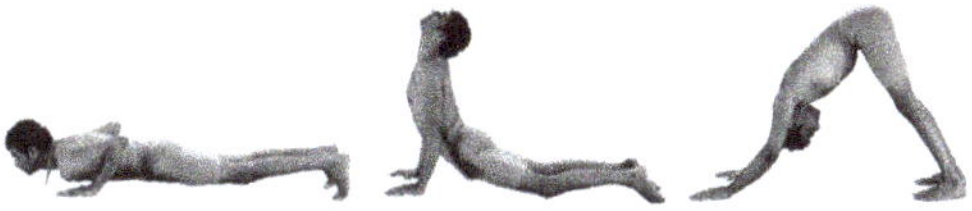

SETUBANDHĀSANA

NĀSĀGRE DṚṢṬI

15 VINYĀSA

sapta 7: inhala, salta a una posición sentada y acuéstate.

aṣṭau 8: exhala, dobla las rodillas ligeramente con los talones juntos, coloca la coronilla de la cabeza en el suelo y cruza los brazos sobre el pecho.

nava 9: inhala, levanta las caderas del suelo. Respira cinco veces.

daśa 10: exhala, baja.

ekādaśa 11: inhala, lleva los pies por encima de la cabeza y haz ***cakrāsana***, rodando hacia atrás a la cuarta posición de *sūryanamaskāra*.

dvādaśa 12: inhala, toma la quinta posición de *sūryanamaskāra*.

trayodaśa 13: exhala, toma la sexta posición de *sūryanamaskāra*.

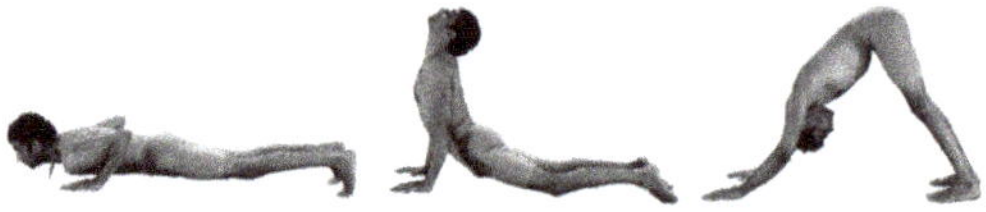

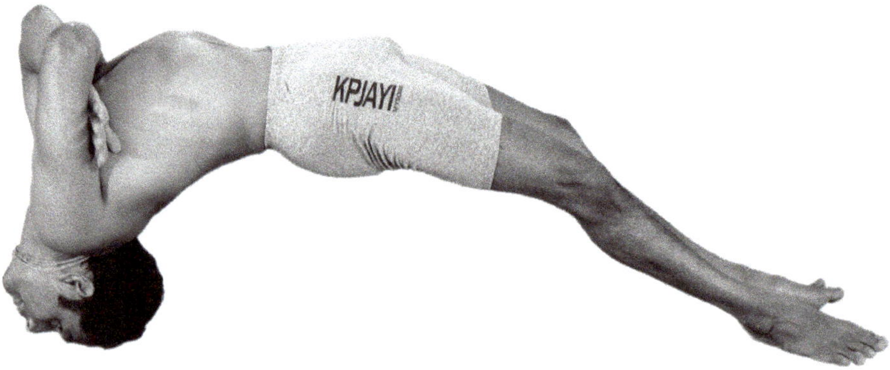

ŪRDHVADHANURĀSANA

NĀSĀGRE DṚṢṬI

15 VINYĀSA

sapta 7: inhala, salta a una posición sentada y acuéstate.

aṣṭau 8: exhala, dobla las rodillas y coloca las manos detrás de los hombros.

nava 9: inhala, levanta el cuerpo del suelo. Respira cinco veces.

daśa 10: exhala, baja al suelo. Repite entre dos y cuatro veces más.

ekādaśa 11: inhala, lleva los pies por encima de la cabeza y haz *cakrāsana*, rodando hacia atrás a la cuarta posición de *sūryanamaskāra*.

dvādaśa 12: inhala, toma la quinta posición de *sūryanamaskāra*.

trayodaśa 13: exhala, toma la sexta posición de *sūryanamaskāra*.

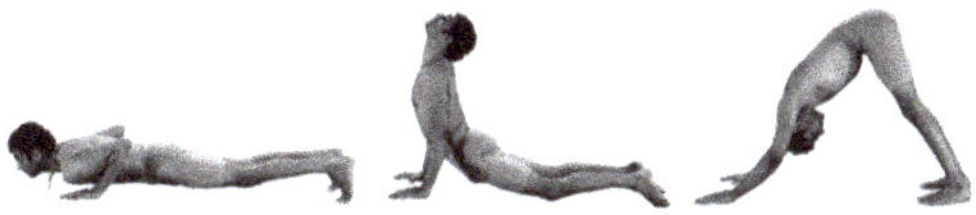

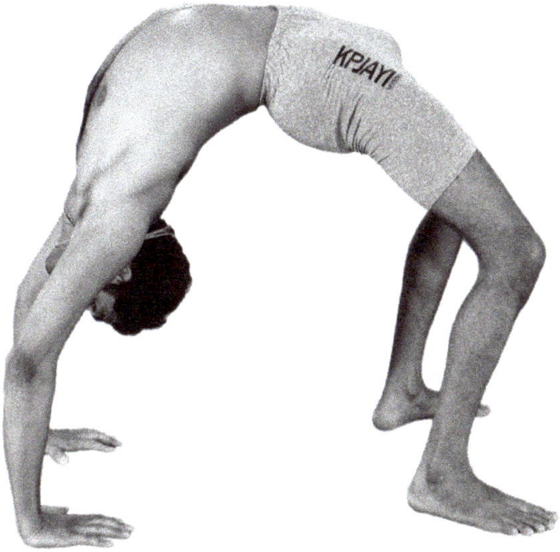

PAŚCIMATTĀNĀSANA

PĀDĀGRE DṚṢṬI

16 VINYĀSA

sapta 7: inhala, salta a una posición sentada y estira las piernas. Exhala.

aṣṭau 8: inhala, agarra las manos alrededor de los pies y levanta la cabeza.

nava 9: exhala, toca las rodillas con la cabeza o el mentón. Respira diez veces.

daśa 10: inhala, levanta la cabeza. Exhala.

ekādaśa 11: inhala, levántate del suelo con las piernas cruzadas.

dvādaśa 12: exhala, salta hacia atrás a la cuarta posición de *sūryanamaskāra*.

trayodaśa 13: inhala, toma la quinta posición de *sūryanamaskāra*.

caturdaśa 14: exhala, toma la sexta posición de *sūryanamaskāra*.

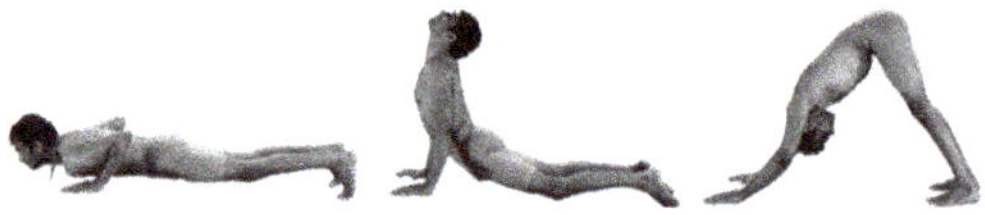

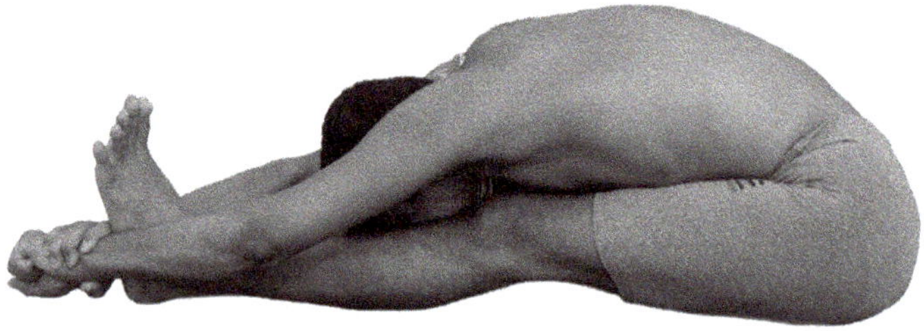

UNA NOTA SOBRE LAS POSTURAS DE CIERRE

Si bien es cierto para todos los *āsana*, es especialmente importante no intentar las posturas de cierre finales sin la supervisión adecuada de un profesor cualificado. Aunque medios como este texto son valiosos, la supervisión adecuada de un instructor cualificado es imprescindible para la seguridad y la eficacia de la práctica. Atención: las siguientes siete posturas se realizan de forma secuencial, a pesar de que el conteo de *vinyāsa* indica que son posturas separadas.

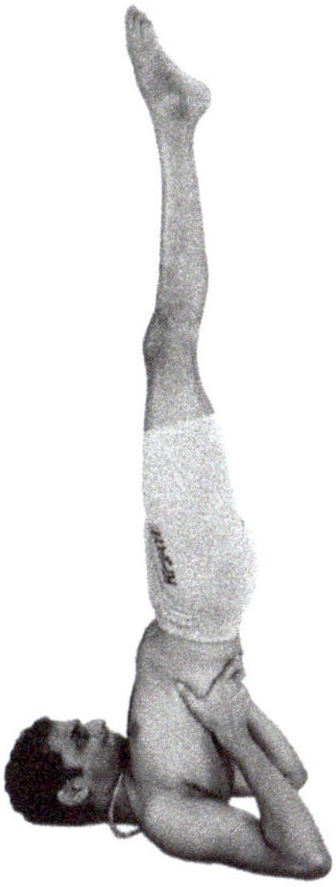

SALAṀBASARVĀṄGĀSANA

NĀSĀGRE DṚṢṬI

15 VINYĀSA

sapta 7: inhala, salta a una posición sentada y acuéstate. Exhala.

aṣṭau 8: inhala, levanta las piernas hacia arriba. Respira diez veces.

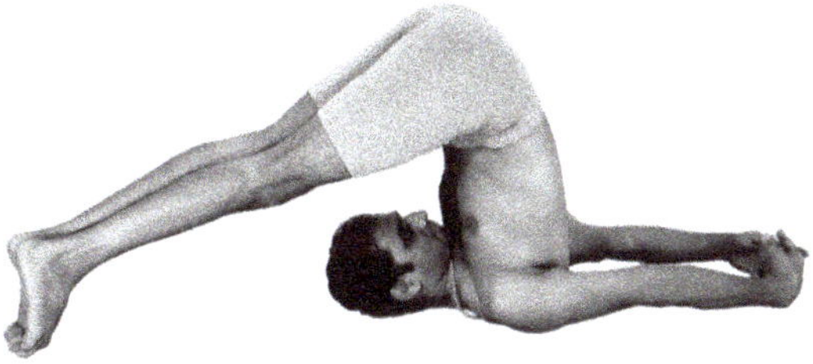

HALĀSANA

NĀSĀGRE DṚṢṬI

13 VINYĀSA

aṣṭau 8: exhala, baja las piernas por encima de la cabeza y toca el suelo con los dedos de los pies. Respira ocho veces

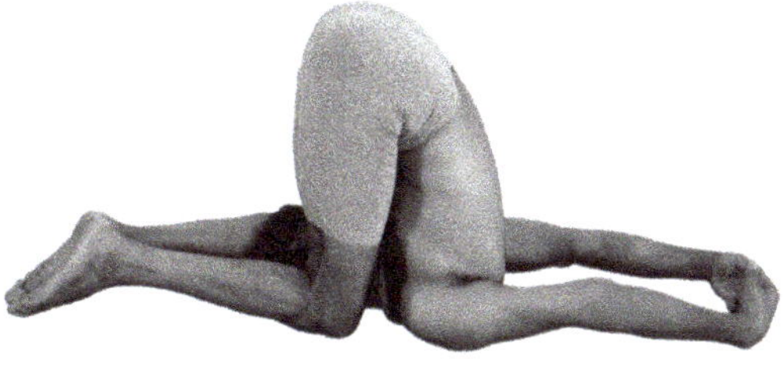

KARṆAPĪḌĀSANA

NĀSĀGRE DṚṢṬI

13 VINYĀSA

aṣṭau 8: exhala, dobla las rodillas colocándolas a los lados de la cabeza y presiónalas contra las orejas. Mantén los talones juntos y los empeines de los pies presionando hacia el suelo. Respira ocho veces.

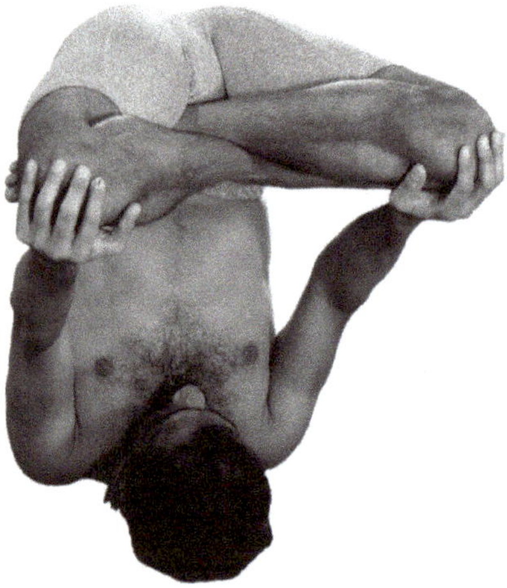

ŪRDHVAPADMĀSANA

NĀSĀGRE DṚṢṬI

14 VINYĀSA

nava 9: inhala, levanta las piernas y haz *padmāsana*. Coloca las manos en las rodillas. Respira ocho veces.

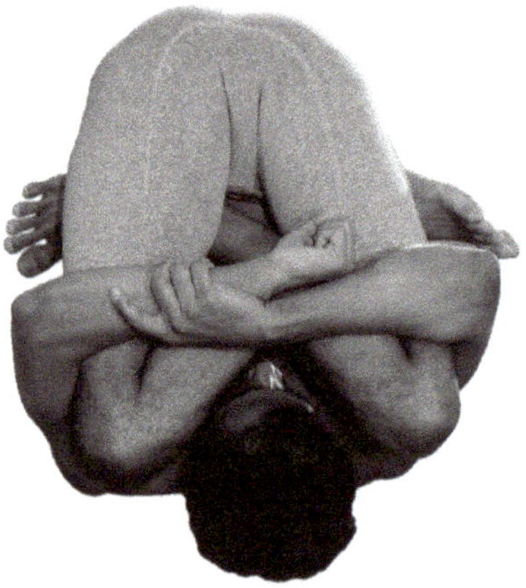

PIṆḌĀSANA

NĀSĀGRE DṚṢṬI

14 VINYĀSA

nava 9: inhala, envuelve los brazos alrededor de *padmāsana* y agarra las manos. Respira ocho veces.

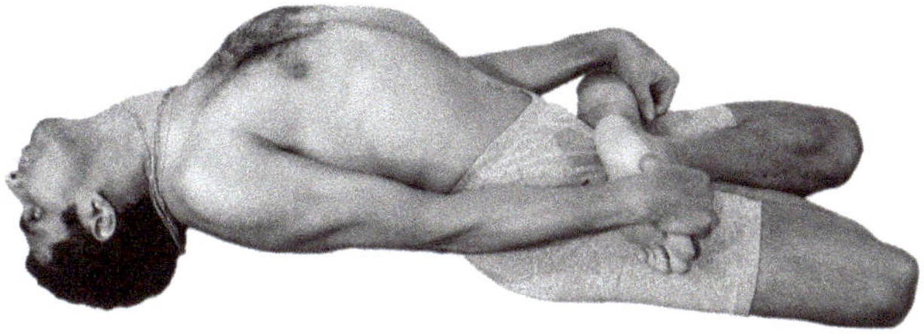

MATSYĀSANA

NĀSĀGRE DṚṢṬI

13 VINYĀSA

nava 9: exhala, baja *padmāsana* al suelo, agarra los pies con las manos mientras mantienes los brazos estirados. Levanta el pecho manteniendo la cabeza en el suelo. Respira ocho veces.

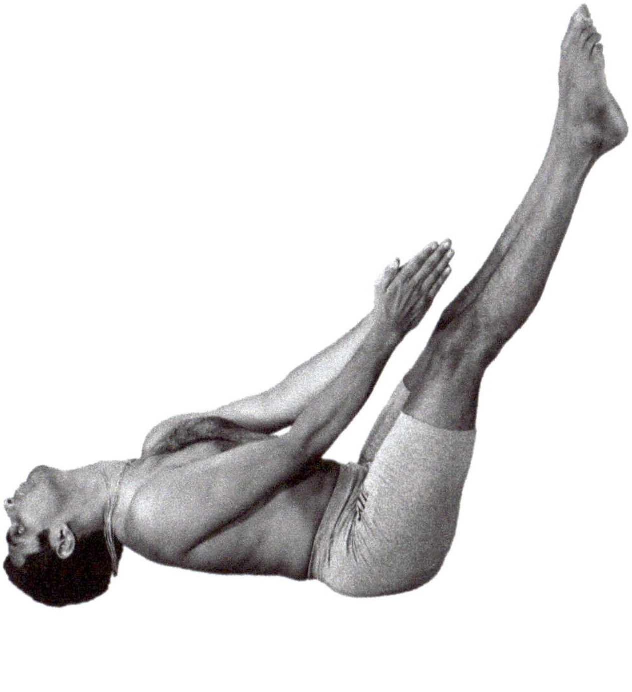

UTTĀNAPĀDĀSANA

NĀSĀGRE DṚṢṬI

13 VINYĀSA

nava 9: exhala, estira y levanta las piernas y brazos, presiona las palmas juntas. Respira ocho veces.

daśa 10: inhala, lleva los pies por encima de la cabeza y haz *cakrāsana*, luego rueda hacia atrás a la cuarta posición de *sūryanamaskāra*.

ekādaśa 11: inhala, toma la quinta posición de *sūryanamaskāra*.

dvādaśa 12: exhala, toma la sexta posición de *sūryanamaskāra*.

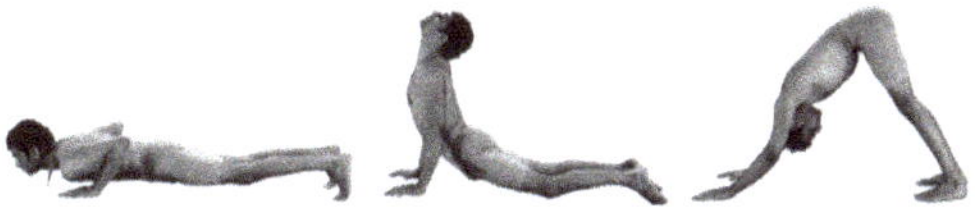

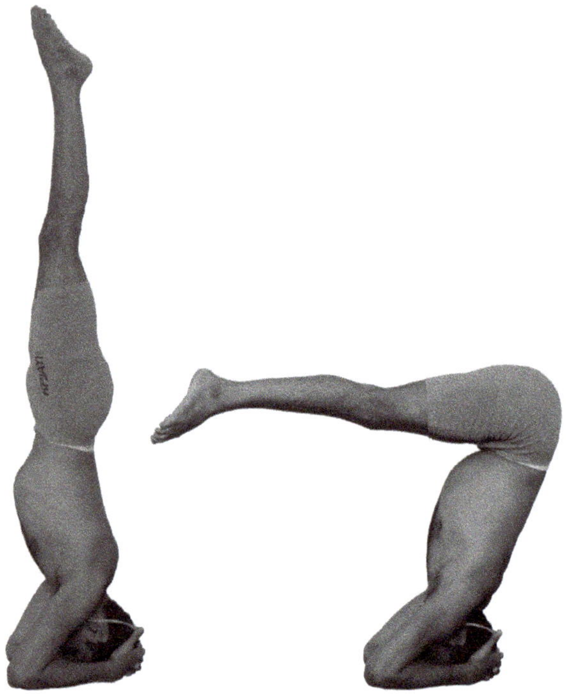

ŚĪRṢĀSANA

NĀSĀGRE DṚṢṬI

13 VINYĀSA

sapta 7: inhala, toma la posición de *sirsāsana*. Exhala.

aṣṭau 8: inhala, levanta las piernas hacia arriba. Respira quince veces.

Flexionar por la mitad.

nava 9: exhala, baja las piernas a media altura, pon los pies en punta. Respira diez veces. Inhala, levanta las piernas otra vez.

Inhala, levanta la cabeza del suelo y mete el mentón hacia el pecho. Respira diez veces.

daśa 10: exhala, baja, siéntate sobre los talones con la cabeza abajo. No levantes la cabeza durante unos minutos.

ekādaśa 11: exhala, salta hacia atrás a la cuarta posición de *sūryanamaskāra*.

dvādaśa 12: inhala, toma la quinta posición de *sūryanamaskāra*.

trayodaśa 13: exhala, toma la sexta posición de *sūryanamaskāra*.

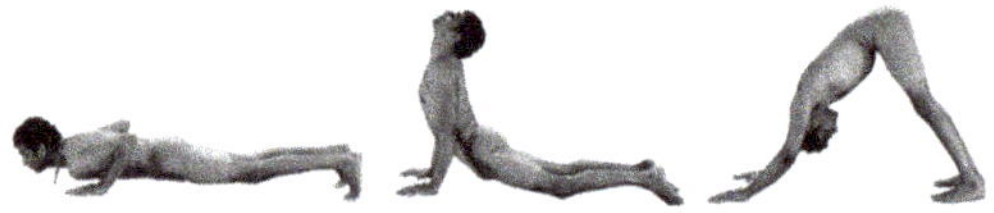

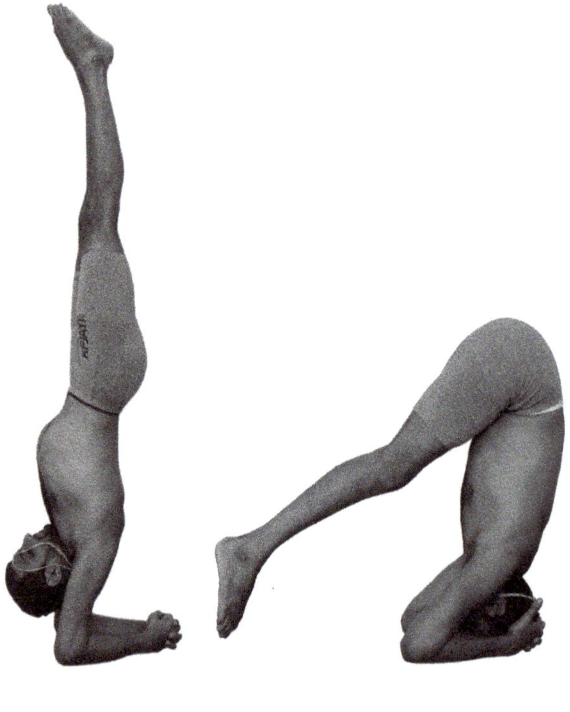

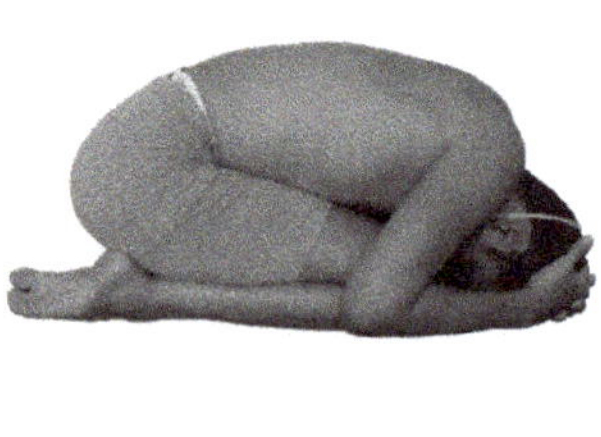

Las siguientes posturas de ***padmāsana*** se hacen en secuencia; el conteo de ***vinyāsa*** indica que están interrelacionadas. Si un alumno no puede sentarse en la posición de ***padmāsana***, se le recomienda que simplemente cruce las piernas. Es importante empezar siempre con el lado derecho (***daksina***) y después tomar el lado izquierdo (***vama***). Todos los textos sagrados, ***shastras***, coinciden que primero se coloca el pie derecho en el muslo izquierdo y después el pie izquierdo en el muslo derecho. Hacer esto asegura que los pies ejerzan presión sobre la parte baja del abdomen de forma apropiada. Cuando los talones hacen presión en los órganos digestivos, las toxinas se eliminan del cuerpo de forma segura y eficaz.

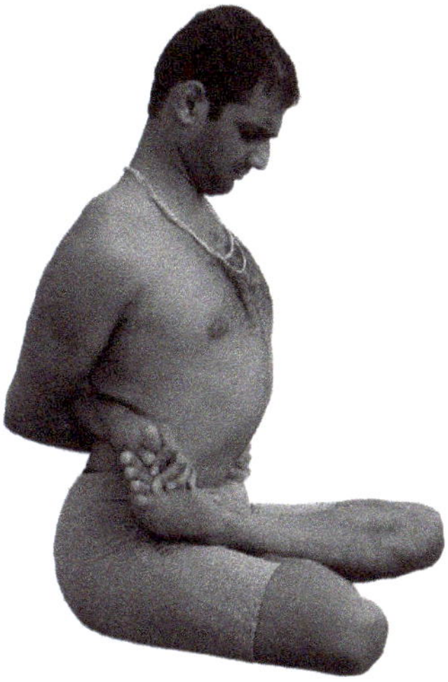

BADDHAPADMĀSANA

NĀSĀGRE DṚṢṬI

16 VINYĀSA

sapta 7: inhala, salta a una posición sentada. Exhala.

aṣṭau 8: inhala, toma la posición de *padmāsana*, lleva el brazo izquierdo y después el derecho detrás de la espalda y agarra los dedos gordos de los pies.

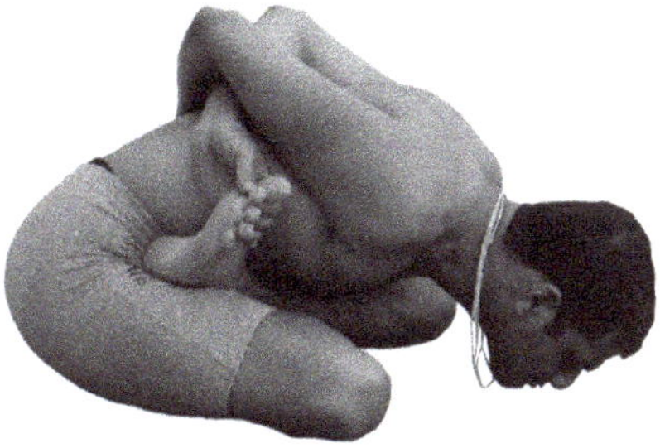

YOGAMUDRĀ

NĀSĀGRE DṚṢṬI

16 VINYĀSA

nava 9: exhala, toca el suelo con el mentón. Respira diez veces.

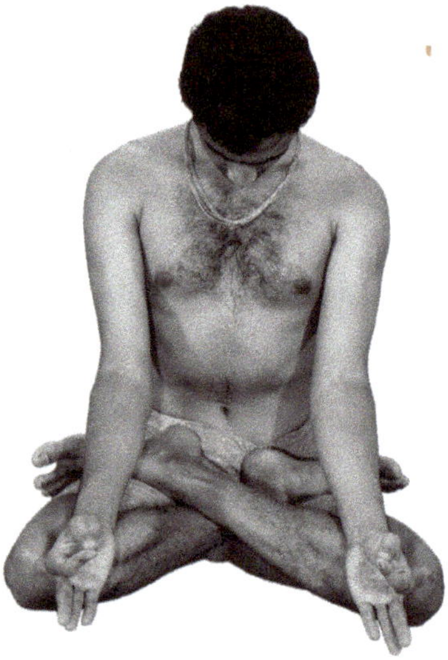

PADMĀSANA

NĀSĀGRE DṚṢṬI

16 VINYĀSA

daśa 10: inhala, levántate. Estira los brazos y respira profundamente con sonido. Mete el mentón hacia el pecho y mantén la columna estirada. Respira diez veces.

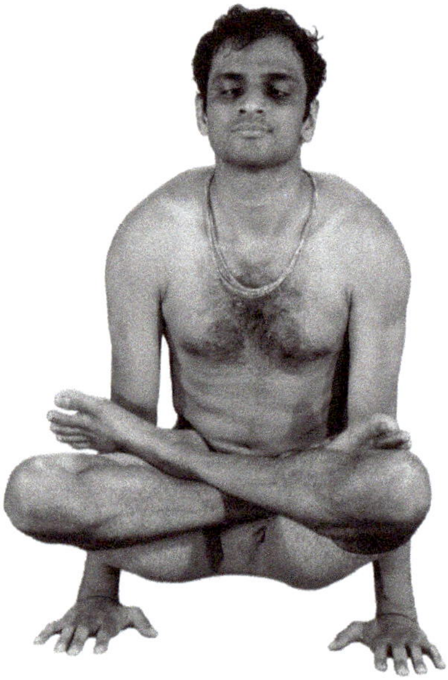

UTPLUTHIḤ

NĀSĀGRE DṚṢṬI

16 VINYĀSA

daśa 10: inhala, levántate del suelo y permanece en equilibrio. Respira diez veces.

ekādaśa 11: exhala, salta hacia atrás a la cuarta posición de *sūryanamaskāra*.

dvādaśa 12: inhala, toma la quinta posición de *sūryanamaskāra*.

trayodaśa 13: exhala, toma la sexta posición de *sūryanamaskāra*.

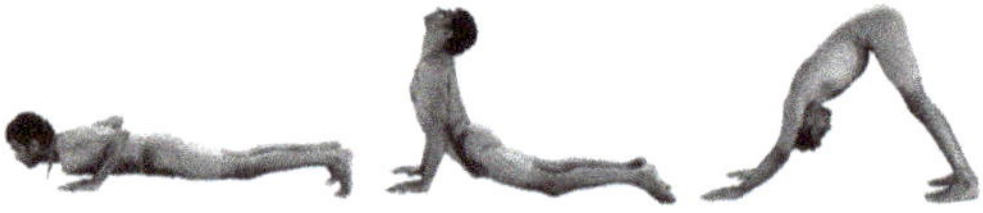

caturdaśa 14: inhala, salta los pies hacia adelante entre las manos, levanta la cabeza.

pañcadaśa 15: exhala, toca las rodillas con el mentón.

Samasthitiḥ

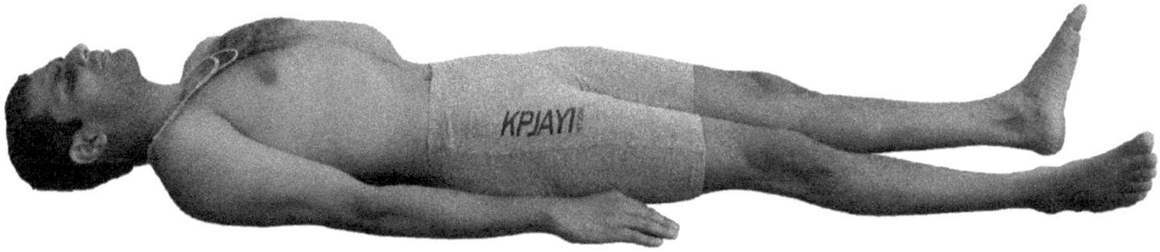

Es importante descansar después de la práctica. Muchos lo llaman erróneamente ***śavāsana***, pero es incorrecto. Aquí no se está haciendo ningún ***āsana***; uno sólo descansa después de la práctica de ***āsana***. Esto se llama ***sukhāsana.***

ĀSANAS TERAPÉUTICOS SUPLEMENTARIOS

Los siguientes *āsana* se presentan como terapia para afecciones específicas. Para tratar dos de las más comunes—el dolor de espalda y los problemas respiratorios—se presentan estos *āsana* por sus beneficios terapéuticos. Se pueden realizar después de la práctica individual. Los alumnos deberían asegurarse de practicarlos con las inhalaciones y las exhalaciones tal como se explican. Como con todos los aspectos de la práctica, estos *āsana* deberían aprenderse de un profesor cualificado.

DOLOR DE ESPALDA

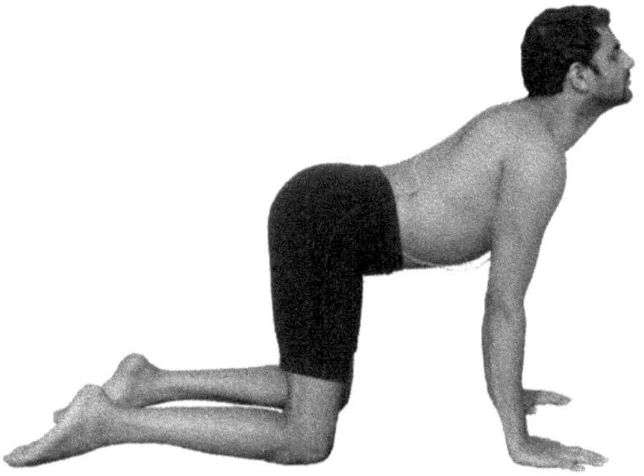

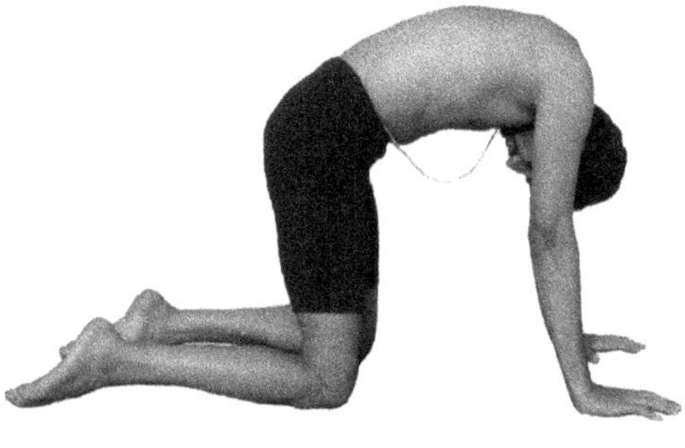

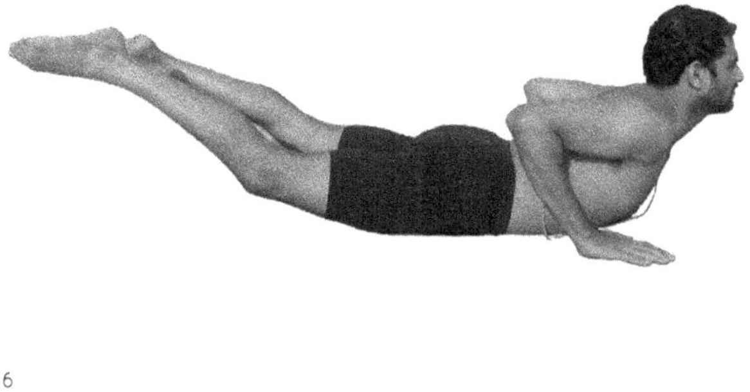

El dolor de la parte baja de la espalda es bastante común. Todos estos *āsana* ayudarán a aliviar el dolor en sí mismo y aumentarán la fuerza de la espalda para prevenir el dolor en el futuro.

Para hacer este *āsana*, colócate sobre las manos y las rodillas. Asegúrate de tener las rodillas directamente debajo de las caderas y las manos directamente debajo de los hombros. Al inhalar, arquea la espalda, levanta la cabeza y mira hacia la nariz. Respira así diez veces. Después, redondea la espalda y mira hacia el ombligo. Es muy importante meter el abdomen bajo hacia adentro con fuerza mientras mantenemos una buena práctica de respiración. Respira así diez veces. Repite este proceso entre cinco y diez veces, manteniendo siempre la respiración apropiada.

Este *āsana* es similar a *śalabhāsana*. Para realizarlo correctamente en este caso, acuéstate y coloca las manos junto al pecho. Deja que los pies se separen cómodamente y levántalos en el aire manteniendo las piernas estiradas. Levanta la cabeza y despega el pecho del suelo. Mira hacia la punta de la nariz. Mantente así durante diez respiraciones. Repite este proceso entre cinco y diez veces. Asegúrate de respirar apropiadamente. Si en cualquier momento no puedes mantener la respiración apropiada, suelta la postura y descansa antes de empezar otra vez. Con el tiempo, se desarrollará la fuerza. Esto fortalecerá las piernas, que ayudan a sostener la espalda.

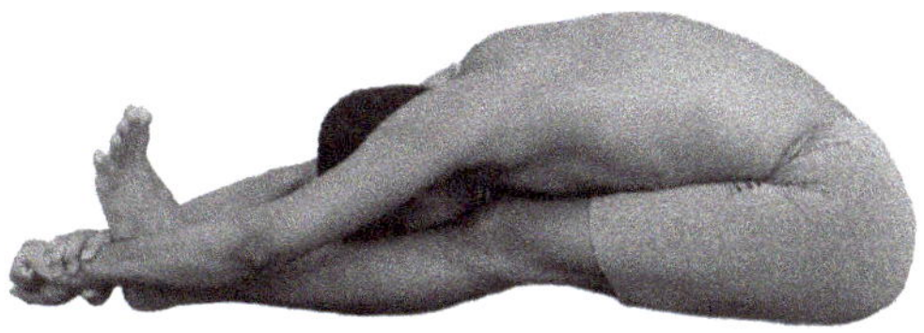

PAŚCIMATTĀNĀSANA

Este *āsana* lleva el aire hacia la parte inferior del cuerpo y despierta el fuego digestivo, elimina toxinas, cura enfermedades de la parte baja del abdomen y adelgaza la cintura. Este *āsana* también puede curar el dolor de la parte baja de la espalda mientras estira y fortalece los músculos isquiotibiales. Las personas que sufren de dolor en la parte baja de la espalda pueden practicar este *āsana* separando las piernas 15 centímetros mientras doblan ligeramente las rodillas. Después de este *āsana* debería llevarse a cabo *pūrvattanāsana*, la postura opuesta necesaria para *paścimatlānāsana*. La respiración debería ser más larga que la respiración normal.

Para realizar este *āsana*, sigue los pasos descritos previamente en este texto.

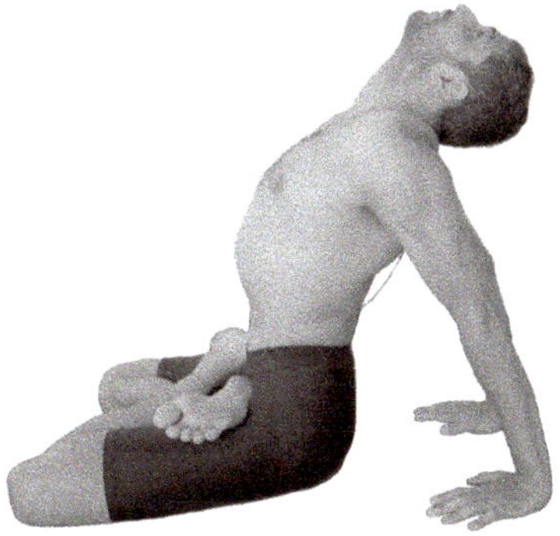

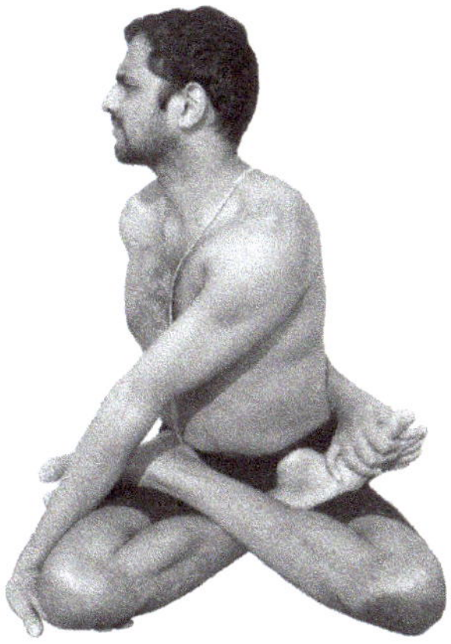

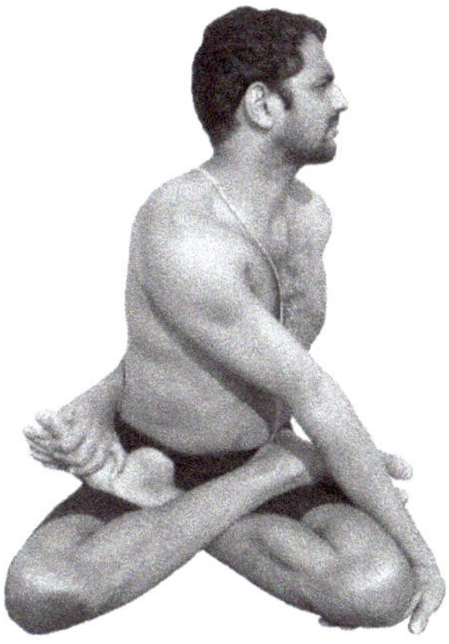

PROBLEMAS RESPIRATORIOS

Con tanta contaminación en el mundo de hoy, los problemas respiratorios son más comunes que nunca, especialmente en los niños. Estos *āsana* ayudarán a fortalecer los órganos respiratorios.

Para hacer estos *āsana,* siéntate en *padmāsana*. Si no es posible, siéntate con las piernas cruzadas.

Para la primera variación, lleva las manos 30 centímetros detrás de las caderas con las palmas hacia abajo y los dedos apuntando hacia las caderas. Levanta el pecho y mira suavemente hacia la nariz. Respira profundamente entre cinco y diez veces. Repite entre cinco y diez veces.

Para las siguientes variaciones, gira el cuerpo, primero hacia el lado derecho y después hacia el izquierdo. Pasa el brazo hacia atrás para agarrar el pie correspondiente. Coloca la mano delantera debajo de la rodilla con la palma hacia abajo. Presionando hacia el suelo, haz una torsión con el cuerpo y respira profundamente diez veces. Esto debería hacerse tanto en el lado derecho como en el izquierdo. Repite entre cinco y diez veces.

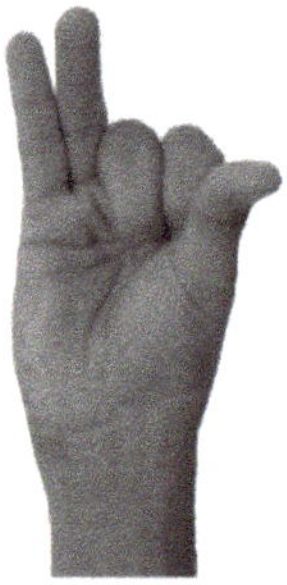

Posición de la mano: *viṣṇumudrā*

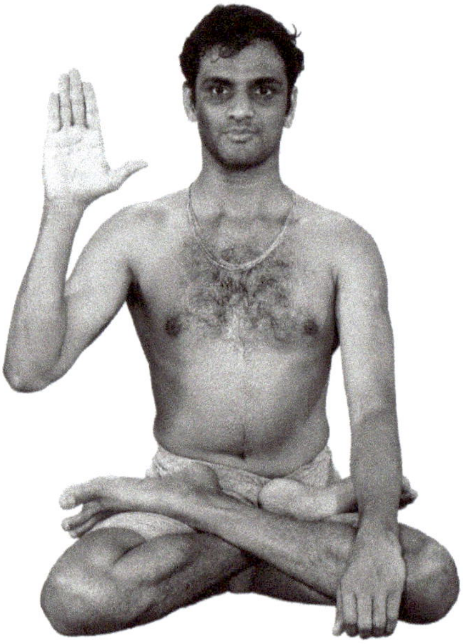

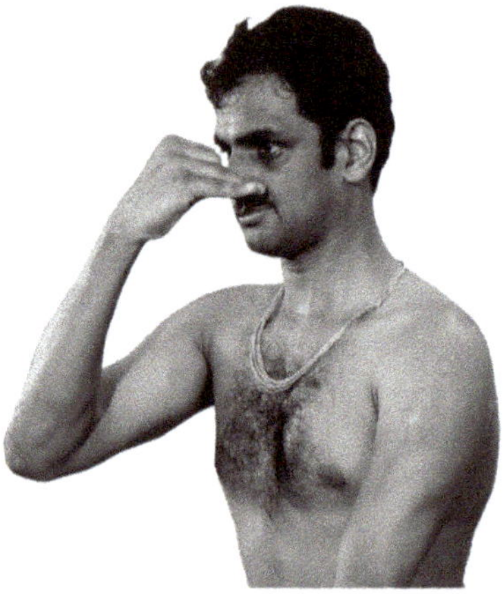

NĀḌIŚHODANA

Empieza sentado en una posición cómoda, en *padmāsana* o con las piernas cruzadas.

Calentamiento

Coloca las manos descansando en tu regazo o en las rodillas. Inhala de forma normal y relajada, llenando los pulmones sin presión o estrés en el cuerpo; después, exhala. Repite cinco veces.

Posición de las manos

Viṣṇumudrā es el mecanismo que utiliza dos dedos para ejecutar *nādiśhodana*. Levanta la mano derecha y dobla los primeros dos dedos hacia la palma de la mano tocando debajo de la base del pulgar mientras mantienes los últimos dos dedos estirados. Esto se llama *viṣṇumudrā*.

Primer lado

En *nāḍiśhodana*, siempre empieza cerrando la fosa nasal derecha e inhalando por la izquierda.

Coloca el pulgar en la fosa nasal derecha y ciérrala suavemente. Inhala a través de la fosa nasal izquierda llenando los pulmones. Luego, con los dos dedos extendidos, cierra suavemente la fosa nasal izquierda. Exhala por la derecha. Repite cinco veces.

Segundo lado

Después de la última exhalación con el primer lado, los dos dedos extendidos cerraran la fosa nasal izquierda y la fosa nasal derecha estará abierta. Inhala por la fosa nasal derecha. Luego, coloca el pulgar en la fosa nasal derecha y exhala por la fosa nasal izquierda. Repite cinco veces.

MAYŪRĀSANA

Este es un *āsana* muy importante porque cura los trastornos del abdomen, la flema y la inflamación causada por el calor; destruye incluso los venenos más letales causados por los hábitos alimentarios irregulares o por el consumo de alimentos malsanos.

Para los principiantes que nunca han hecho este *āsana*, se pueden colocar los pies en el suelo para equilibrar el cuerpo y presionar con los codos en el abdomen bajo, con las palmas presionando hacia el suelo y los dedos mirando hacia atrás. Levanta la cabeza y el pecho para mantener equilibrio lo máximo posible sobre los codos.

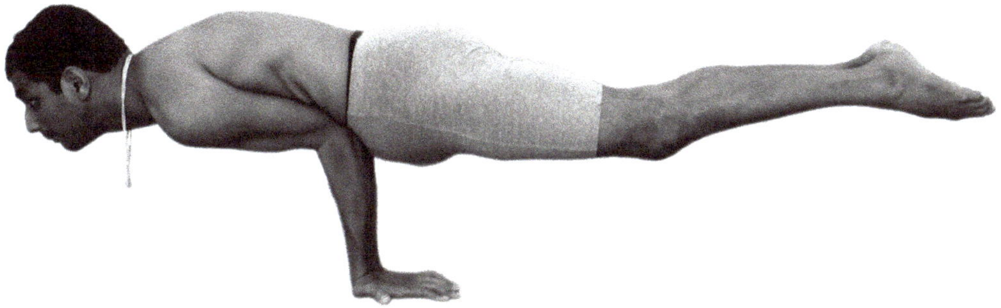

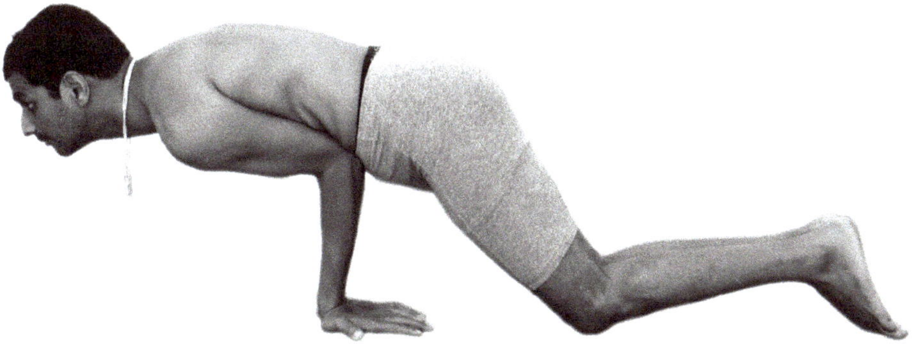

MAṆGALA MANTRA

ॐ
स्वस्तिप्रजाभ्यः परिपालयंतां न्यायेन मार्गेण महीं महीशाः ।
गोब्राह्मणेभ्यः शुभमस्तु नित्यं लोकास्समस्ताः सुखिनो
भवन्तु ॥
ॐ शान्तिः शान्तिः शान्तिः

Om
svastiprajābhyaḥ paripālayantāṁ nyāyena mārgeṇa mahiṁ mahīśāḥ
gobrāhmaṇebhyaḥ śubhamastu nityaṁ lokāssamastāḥ sukhinobhavantu
oṁ śāntiḥ śāntiḥ śāntiḥ ||

Que la Prosperidad sea Glorificada
Que los Gobernantes gobiernen el mundo con Ley y Justicia
Que la Divinidad y la Erudición sean protegidas
Que las Personas de todo el mundo sean felices y prósperas
Om paz, paz, paz.

ŚĀNTI MANTRA

।। शान्तिमन्त्राः ।।

ॐ श्रीगुरुभ्यो नमः हरिः ॐ ।।

ॐ सह नाववतु । सह नौ भुनक्तु । सह वीर्यं करवावहै ।
तेजस्विनावधीतमस्तु मा विद्विषावहै ।।

ॐ शान्तिः शान्तिः शान्तिः ।।

ॐ असतो मा सद्गमय । तमसो मा ज्योतिर्गमय ।
मृत्योर्मा अमृतं गमय ।

ॐ शान्तिः शान्तिः शान्तिः ।।

ॐ शं नो मित्रः शं वरुणः । शं नो भवत्वर्यमा । शं न
इन्द्रो बृहस्पतिः । शं नो विष्णुरुरुक्रमः । नमो ब्रह्मणे ।
नमस्ते वायो । त्वमेव प्रत्यक्षं ब्रह्मासि । त्वामेव प्रत्यक्षं
ब्रह्म वदिष्यामि । ऋतं वदिष्यामि । सत्यं वदिष्यामि ।
तन्मामवतु । तद्वक्तारमवतु । अवतु माम् । अवतु
वक्तारम् ।।

ॐ शान्तिः शान्तिः शान्तिः ।।

ॐ भद्रं कर्णेभिः शृणुयाम देवाः । भद्रं
पश्येमाक्षभिर्यजत्राः । स्थिरैरङ्गैस्तुष्टुवाग्ंसस्तनूभिः ।
व्यशेम देवहितां यदायुः । स्वस्ति न इन्द्रो वृद्धश्रवाः ।
स्वस्ति नः पूषा विश्ववेदाः । स्वस्ति नस्तार्क्ष्यो
अरिष्टनेमिः । स्वस्ति नो बृहस्पतिर्दधातु ।।

ॐ शान्तिः शान्तिः शान्तिः

oṁ śrīgurubhyo namaḥ hariḥ oṁ

saha nā vavatu | saha nau bhunaktu |
saha vīryaṁ karavāvahai |
tejasvi nā vadhīta mastu mā vidviṣāvahai | |
oṁ śāntiḥ śāntiḥ śāntiḥ | |

oṁ asato mā sad gamaya |
tamaso mā jyotir gamaya |
mṛtyor mām amṛtaṁ gamaya | |
oṁ śāntiḥ śāntiḥ śāntiḥ | |

oṁ śaṁ no mitra śaṁ varuṇaḥ | śaṁ no bhavatvaryamā |
śaṁ na indro bṛhaspatiḥ | śaṁ no viṣṇu rurukramaḥ |
namo brahmaṇe | namas te vāyo | tva meva pratyakṣaṁ brahmāsi |
tva meva pratyakṣaṁ brahma vadiyṣāmi | ṛtaṁ vadiyṣāmi |
satyaṁ vadiṣyāmi | tan mā mavatu | tad vaktāra mavatu |
avatu mām | avatu vaktāram | |
oṁ śāntiḥ śāntiḥ śāntiḥ | |

oṁ bhadraṁ karnebhiḥ śṛṇuyāma devāḥ |
bhadraṁ paśyemākṣabhir yajatrāḥ |
sthirai raṅgais tuṣṭuvāgṁsas tanūbhiḥ |
vyaśema devahitaṁ ya dāyuḥ | svasti na indro vṛddhaśravāḥ |
svasti naḥ pūṣā viśvavedāḥ |
svasti nas tārkṣyo ariṣṭanemiḥ |
svasti no bṛhaspatir dadhātu | |
oṁ śāntiḥ śāntiḥ śāntiḥ | |

Om saludamos al guía espiritual. Om

Que Dios a ambos nos proteja
Que Dios a ambos nos nutra
Que trabajemos juntos con gran energía
Que nuestro estudio sea iluminante
Que no haya ningún disgusto entre nosotros
Om paz, paz, paz

Guíanos de lo irreal a lo real
Guíanos de la muerte a la inmortalidad
Om paz, paz, paz

Que Mitra y Varuna nos sean favorables
Que el honorable Aryaman nos sea favorable
Que Indra y Brihaspati nos sean favorables
Que Vishnu, de pasos largos, nos sea favorable
Saludos a Brahman
Saludos a Vayu
Usted es verdaderamente el Brahman visible
Yo lo proclamo el Brahman visible
Yo hablaré la verdad divina
Que eso me proteja
Que eso proteja al orador
Protégeme
Protege al orador
Om paz, paz, paz

O Dioses, que nuestros oídos oigan lo que es auspicioso
O Dioses, que nuestros ojos vean lo que es auspicioso
Que podamos vivir con contento y un cuerpo fuerte
Que podamos elogiar a los dioses por la vida que se nos ha otorgado
Que Indra, de gran gloria, nos bendiga con prosperidad
Que Tarksyo, el protector, nos bendiga con prosperidad
Que Brihaspati asimismo nos bendiga con prosperidad
Om paz, paz, paz

R. Sharath Jois es el practicante de Aṣṭāṅga Yoga más avanzado del mundo y la autoridad preeminente de su enseñanza tradicional. Nació en Mysore, India y empezó a practicar a los 7 años bajo la tutela de su abuelo, Sri K. Pattabhi Jois. Sharath se dedicó completamente a estudiar Aṣṭāṅga Yoga, levantándose a las 3:30 de la mañana todos los días para cruzar la ciudad hacia la escuela de su abuelo, el Instituto de Investigación de Aṣṭāṅga Yoga. Continuó practicando y asistiendo bajo la guía de su abuelo durante 20 años. Sharath es el único alumno de Sri K. Pattabhi Jois que ha dominado las seis series completas de Aṣṭāṅga Yoga.

Sharath acompañaba a su abuelo frecuentemente en sus giras mundiales, demostrando posturas avanzadas y asistiendo. Hoy en día, cuando no está recorriendo el mundo enseñando, Sharath está radicado en Mysore donde se levanta a la 1:00 de la mañana seis días a la semana para hacer su práctica antes de enseñarles a los cientos de alumnos que viajan todos los años a Mysore de todas partes del mundo.

Cuando falleció Sri K. Pattabhi Jois en el 2009, Sharath ascendió a ser el encargado del linaje de Aṣṭāṅga Yoga. En honor a su abuelo, Sharath cambió el nombre del instituto que dirige al Instituto de Aṣṭāṅga Yoga K. Pattabhi Jois.

Sharath reside en Mysore, India con su esposa Shruthi, su hija Shraddha y su hijo Sambhav.

Quiero agradecer a mi esposa, Shruthi y a mi madre, Saraswathi por su gran apoyo.

Muchas gracias a mis alumnos que han contribuido a realizar este libro: texto: Heidi Lender, Aliya Weise / diseño: Pascale Willi, Christine Hoar / fotografía: Stephan Crasneanscki, Jesse Gordon, Aliya Weise / preimpresión de foto: Holly Harnsongkram. Mysore, 2013 Ediciones inglés: 1ª edición, marzo 2013 / 2ª edición, enero 2014 / 3ª edición, enero 2016. Edición español: 1ª edición, agosto 2018.

Antonella Accinelli ha sido alumna dedicada de R. Sharath Jois por una década. Empezó su práctica de Astanga yoga en la ciudad de Washington, D.C., Estados Unidos en el 2003 y ha enseñado en Estados Unidos y Europa.

Quiero agradecer a mi maestro, Sharath Ji por sus enseñanzas y la oportunidad que nos ha otorgado para poder traducir sus palabras y compartirlas con los alumnos hispanohablantes de este sistema.

Mis gracias a Julian di Giovanni por su apoyo y dedicación. Sin su determinado esfuerzo este libro nunca se hubiese producido.

Además se les agradece a: Irene Oliva Luque, Danielle A. García, Dra. Maria Elena Sierra, Rafael Martínez, y Maria di Masso por editar la traducción y revisión del sánscrito. Agradecemos a Eddie Stern por su contribución de fotos y a Michael Becker por facilitar la recopilación del material para el libro.

www.ingramcontent.com/pod-product-compliance
Lightning Source LLC
Chambersburg PA
CBHW051617030426
42334CB00030B/3234
* 9 7 8 0 6 9 2 1 5 7 5 1 0 *